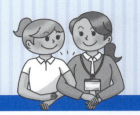

困ったときの
新人ケアマネ虎の巻

対応のポイントがすぐわかる

杉山想子 著

技術評論社

まえがき

これからケアマネジャーに
なろうとしている皆さん、
ケアマネジャーになったばかりで
不安だらけの皆さんへ。

　介護の世界では「いつかケアマネジャーに」と目標にする人が多い半面、「ケアマネジャーは大変な仕事だから」と実務につくことを敬遠する人も多くいます。

　本書では、せっかく取った資格を活かして仕事をしていただくために、難しいと思われがちなケアマネジャーの仕事のプロセスをひとつずつていねいに説明しています。なお、ケアマネジャーの業務は、施設でも在宅でも基本は同じですが、本書では在宅を想定して解説します。

　実務研修では、アセスメントとは何か、どのような目的で行うのか、アセスメントからケアプランにどのように展開するのかということは学べるでしょう。でも実際にアセスメントするためには、まずアポイント（約束）を取らなくてはなりませんし、いざアセスメントに行くときに何を持っていけばいいのか、アセスメントに行ったら行ったでどう切り出せばいいのかなど、ケアマネジャーになってみて直面するさまざまな場面については、残念ながら自分で試行錯誤して身に着けていくしかないのです。

　同じ職場に親切なベテランの先輩がいて、手取り足取り教えてくれればそれに越したことはないのですが、現実は中々

そういうわけにいきません。先輩は仕事をたくさん抱えていて忙しそうにしているし、聞きたいときに席にいないことはざら、というのはどこの職場でも見られる光景です。

そこで本書の出番となるわけです。

一度は全体を読んでおき、サービス担当者会議やモニタリングをしようとする前に、該当ページを見てポイントを確認してください。そうすれば持っていくものやするべきこと、何を記録するのかなどの復習ができ、ある程度自信をもって業務に臨めるのではないかと思います。

またうろ覚えの知識が再確認できるよう、法令や運営基準なども記載していますので、是非自分で調べてみてください。

● ケアマネジャーには情報処理能力が必要

ケアマネジャーになるとまず大変なのが、利用者に関する情報や相談などがすべて自分に集中することではないでしょうか。サービス提供責任者や生活相談員などを経験したことがある人は思い当たるでしょうが、何かあればすぐ「ケアマネさんに連絡(相談)して」という事業所が多いのです。

入ってくる情報をすべてきちんと記録し、必要な相手に伝えて対応を依頼する作業には、かなり時間と手間がかかります。

ですからケアマネジャーが事務所にいるときには、ひっきりなしに電話をかけたり、パソコンに向かって記録をしているのです。

だからといって、電話ばかりしていたり、1回の電話がダラダラ長いケアマネジャーがいいわけではありません。結局仕事が終わらなくなってしまい、毎日残業をしなくてはならなかったり、休日に出勤して処理をしなければならなかったりするのです。

● ケアマネジャーがすべきこと

　ケアマネジャーはともすると、介護全般についてエキスパートであるべきとか、自ら介護技術がないといけないとか、医療知識が必要というようなことを思いがちですが、ケアマネジャーがすべてに精通している必要はありません。

　ケアマネジャーに求められるのは、必要なサービス、必要な専門職を利用者にきちんと結びつけることです。つまり、アセスメントの結果、利用者にどのようなサービスが必要なのか、どのようなサポートが必要なのかを見分け、それぞれの専門家につなげることができればいいのです。

　「餅は餅屋」という言葉がありますが、ケアマネジャーがどんなに頑張って勉強しても、医療職には医療の知識や技術ではかないませんし、理学療法士や作業療法士のようにリハビリを実施できるわけでもありません。

　ケアマネジャーは利用者の生活や介護について、マネージメントするのが仕事ですので、それぞれのサービスや職種の特徴やメリット・デメリットを知り、適切に配置することができればいいのです。

● 失敗を恐れずに

　本書にも実例を記載しましたが、先輩のケアマネジャーもいろいろな失敗をしてきています。

　時には大きな問題になったり、ケアマネジャーの交代などになることもあるかもしれませんが、「自分には向いていない」とか「やっぱり難しい」などと思わず、仕事を続けてください。とはいえ、人のやった失敗を繰り返す必要もありませんから、失敗例を読んで、同じことではミスをしないようにしてください。

また慣れないうちは難しいでしょうが、ちょっと普段と違うことをしようとするときは、「あれ、これは介護保険でやっていいことかな？」といったん立ち止まって確認することも必要です。

　確認をおろそかにしたことで、あとから介護保険でサービスが利用できないことが判明し多額の自費が発生する、なんてこともあるからです。

● **3まめ**

　ケアマネジャーの大先輩から教わった言葉に「3まめ」というものがあります。

　「手まめ」とは、記録をまめに取る、手を動かすことを示します。

　「口まめ」とは、ケアマネジャーの業務の神髄ともいえる、ていねいに相手が理解できるように説明する、言葉の出し惜しみをしないということです。ケアマネジャーへの満足度はこの口まめにかかっているといっても過言ではないでしょう。

　実際、法改正や報酬改定のつど、利用者に変更点やサービスの変更について説明するのはケアマネジャーなのが現実です。本来は行政の仕事ではないかというものも、ケアマネジャーに委ねられることが多いので、ややこしい法律やしくみをきちんと理解し、人に説明できるように準備することが求められます。

　「足まめ」とは、腰軽く自ら出向いていくということです。

　時にケアマネジャーは事務所にいて指示を出していればいい仕事だと思っている人もいますが、利用者や家族、サービスに関わる人たちと直接話をする、一緒に考えることもとても大事な仕事です。

とはいっても、限りある時間ですので、すべてのことに自ら出向いていくのではなく、ケアマネジャーが対処しなくてもいいように、複数の専門職や関係者をケアのチームに入れておくことで、ケアマネジャーへの負担集中を避けるのも大事な技術です。

● **利用者の価値観を知ろう**
　「利用者」と一口にいっても60代から100歳まで、さまざまですが、何らかの世代間ギャップがあります。たとえば、私たちにとって、洗濯は、ほぼ毎日のようにするのが当たり前となっています。「汚れたら洗う」ではなく、「着たら洗う」というイメージでしょうか。ところが80代90代の人にとっては、衣類はそんなに頻繁に洗うものではないかもしれません。

　その理由は、「衣類が傷む」と言うかもしれませんし、「水の無駄」と言うかもしれません。時代背景やその人の経験に基づくものなので、いいとか悪いとかでは判断できませんが、洗濯ひとつをとっても、考え方の違いがあるものだということを念頭に置いておきましょう。

　そういったひとつひとつの違いを受け入れて、そのうえで必要なサービスを必要な回数提供できるよう支援していくのが、ケアマネジャーの業務といえるでしょう。

　半年後、1年後に「ケアマネになってよかった」と思えるよう、応援しています。

2017年2月　杉山想子

困ったときの新人ケアマネ虎の巻 〜対応のポイントがすぐわかる　◆もくじ◆

まえがき ………………………………………………………………… 2

第1章 ケアマネってこんな仕事です

- **01** 介護サービスの水先案内人です ……………………… 12
- **02** ケアマネのお仕事（こんなことをします）………… 17
- **03** 介護支援、キホンのキ ………………………………… 26

第2章 支援の依頼から契約まで

- **04** 支援の依頼（オーダー）……………………………… 32
- **05** 初回訪問の約束 ………………………………………… 36
- **06** 医療情報について予習 ………………………………… 39
- **07** 初回訪問に持参する書類の準備 ……………………… 42
- **08** 初回訪問と契約 ………………………………………… 45

第3章 アセスメントでニーズを引き出す

- **09** いつどこでどのように行うか ………………………… 54
- **10** アセスメントに入る前に必要なこと ………………… 55
- **11** アセスメントでの情報収集のコツ …………………… 58
- **12** 相手や状況に合わせたコミュニケーション ………… 66
- **13** アセスメント23項目のポイントと聞き方のコツ …… 72
- **14** 入院先でのアセスメントの場合の注意 ……………… 82
- **15** アセスメントからケアプランの素案をつくる ……… 84

⑯ 認定情報、主治医意見書は必ず取り寄せる ……… 92

第4章 その人に合ったケアプランをつくる

⑰ ケアプランの素案から原案への作成ポイント ……… 96
⑱ 訪問介護（ホームヘルプ） ……… 104
⑲ 訪問看護 ……… 113
⑳ 通所介護（デイサービス）、
　通所リハビリテーション（デイケア） ……… 120
㉑ 短期入所生活介護（ショートステイ） ……… 127
㉒ 訪問入浴介護 ……… 134
㉓ 福祉用具貸与（福祉用具レンタル）、特定福祉用具販売 ……… 136
㉔ 住宅改修 ……… 142
㉕ 定期巡回・随時対応型訪問介護看護、
　夜間対応型訪問介護 ……… 146
㉖ 小規模多機能型居宅介護、看護小規模多機能型居宅介護 … 150
㉗ 介護保険外のサービスを利用する ……… 152
㉘ サービス事業所の選び方、サービス調整 ……… 155
㉙ 医療と介護の併用 ……… 158
㉚ 暫定プランが必要な場合 ……… 160

第5章 サービス担当者会議

㉛ サービス担当者会議の招集 ……… 164
㉜ 当日の進行 ……… 170
㉝ 会議後の作業 ……… 176

㉞ その他、気をつけておきたいこと ・・・・・・・・・・・・・・・・・・・・・・ 180

第6章 サービス開始から終結まで

㉟ ケアプラン決定と事業者との契約 ・・・・・・・・・・・・・・・・・・・ 184
㊱ サービス利用票・提供票の作成と交付 ・・・・・・・・・・・・ 188
㊲ サービス開始 ・・・ 195
㊳ モニタリングと再アセスメント ・・・・・・・・・・・・・・・・・・・・・ 196
㊴ 支援の終結 ・・・ 206

第7章 介護予防ケアマネジメント、その他

㊵ 要支援者のケアプラン作成 ・・・・・・・・・・・・・・・・・・・・・・・・・ 210
㊶ 給付管理について ・・・・・・・・・・・・・・・・・・・・・・・・・・・・・・・・・・・ 214
㊷ 加算と減算 ・・・ 219
㊸ ケアマネジメント以外の業務 ・・・・・・・・・・・・・・・・・・・・・・・ 223

第8章 こんなときは

㊹ 医療機関との連絡・調整（ルールとマナー） ・・・・・・ 226
㊺ 生活保護と介護扶助 ・・・・・・・・・・・・・・・・・・・・・・・・・・・・・・・・・ 230
㊻ 成年後見制度 ・・ 233
㊼ 利用者負担の軽減 ・・・・・・・・・・・・・・・・・・・・・・・・・・・・・・・・・・・ 236
㊽ クレーム対応、よくあるトラブル ・・・・・・・・・・・・・・・・・・ 240
㊾ ケアマネのセルフマネージメント ・・・・・・・・・・・・・・・・・ 244
㊿ 困ったときの相談先 ・・・・・・・・・・・・・・・・・・・・・・・・・・・・・・・・・ 246

[資料]

指定居宅介護支援等の事業の人員及び
運営に関する基準（抜粋） 248

索引 253

※ 本書は令和元年（2019年）5月の情報をもとに作成しております。本書発行後に法改正や報酬改定、消費税率変更などが行われる場合もあります。また、本書の内容を運用した結果につきましては、著者および技術評論社は責任を負いかねます。あらかじめご了承ください。

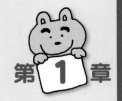

第1章

ケアマネって こんな仕事です

介護サービスの水先案内人です

ケアマネジャーはケアプランをつくることが仕事です。ケアプランをつくり、必要なサービスを調整することで、利用者の生活を支える役割を担っています。

> **ポイント** 単なる介護サービスの
> コーディネーターではありません

　ケアマネジャーは、利用者にとってみれば、介護というよくわからない世界の「水先案内人」といえるでしょう。今困っていること、この先困るであろうことを知り、スムーズに進むための道案内をしてくれるガイドというイメージでしょうか。

　ケアマネジャーには、介護保険サービスをコーディネートする人、というイメージも強いのですが、それ以前に利用者やその家族を取り巻く環境や生活全般について、専門職としての見立てをし、それに基づいて必要な支援の提案をするといった重要な業務があります。

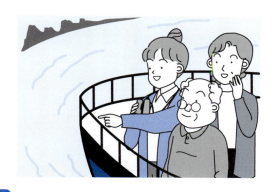

● **その人に合ったケアプランをつくるために必要な視点**

　ひと口に高齢者とか要介護者といっても、困りごとや必要な支援は異なります。利用者の身体状況や認知症などの一部分を見るだけでなく、一歩下がって生活環境や家族との関係性など、全体の姿を見る必要があります。それによってサービスをどのような方法で提供するかが変わってきます。

　また、介護保険制度や医療についても、利用者によって知識や理解度が異なります。相手に合わせて説明をしたりサービスの導入スピードを変えたりする工夫も必要です。

● **情報収集力・分析力、説明力、提案力などが必要**

　ケアマネジャーには、情報収集力、情報分析力、説明力、提案力などの能力が不可欠です。とはいっても、誰もが最初から身に着けているとは限りません。

> **ポイント** ケアマネジャーは頼りになるプロです

　介護保険サービスを利用しようとする人にとって、ケアマネジャーは「頼りになるプロ」です。利用者に信頼してもらえるようになるには、いくつかのポイントがあります。

● **介護保険の説明ができるようになりましょう**

　相手の知識や理解力に合わせて、介護保険のしくみや利用方法をわかりやすく説明する練習をしましょう。

　保険者が発行している介護保険についてのパンフレットは、一般向けにつくられているので、是非活用してください。できれば身近な人に相手になってもらい、自分の説明でわかったか聞いてみるとよいでしょう。

　ケアマネジャーに対するクレームの多くが「説明したは

ず」「伝えたつもり」という、コミュニケーションの不十分さから生じています。相手に理解してもらえるための説明力はケアマネジャーに必須なものです。

● 第一印象が肝心です

　ケアマネジャーは利用者の家に入っていって、さまざまなことを聞いたり相談に乗ったりするわけですから、利用者に受け入れてもらいやすいスタイルを考えましょう。事業所で制服や服装等の決まりがある場合はそれに従いますが、特にルールがない場合には、まず清潔感と動きやすさを基本にするとよいでしょう。

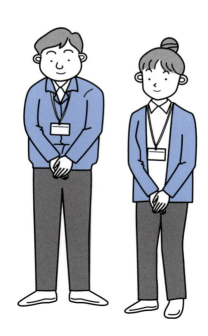

女性ケアマネジャーの場合、襟の開き方や屈んだ際のブラウスの裾が上がりすぎないかというようなところまで気を配る必要があります。ケアマネジャーも意外と体を動かす場面がありますので、服装選びは重要です。夏場のサンダル履きや素足なども控えたほうがよいでしょう。

また髪型やひげなども、印象を左右します。自分のスタイルや好みなどもあるでしょうが、仕事の場面では没個性と感じるぐらいが無難です。アクセサリーやネイル、メイクなども同様です。

においについても気をつけましょう。香水や化粧品のほか、たばこのにおいなども印象を左右します。

Check マスクはどう？

コロナ禍の影響で、マスクをすることが一般的になりました。

現在はマスクの着用は個人の判断にゆだねられることになりましたが、私たちケアマネジャーは基本的にはマスク着用が望ましいと考えます。

訪問先のお宅のコロナへの警戒心や利用者の易感染性などはまちまちでしょうが、マスクをして訪問することをスタンダードにしておけば間違いありません。

耳の遠い人に話をする場面など、必要に応じマスクを外すことは各々の判断でいいでしょう。

● いろいろな必携グッズ

人によって持ち歩くツールは違いますが、これはあると良いというものは以下の通りです。

- 介護保険や保険者独自サービスのパンフレット
- 保険者への申請書各種（おむつ支給申請、区分変更申請、配食サービス申請など）
- 筆記用具（マジック、レポート用紙など）
- 朱肉（印鑑マットもあればなおよい）
- メジャーやカメラ（なければ自分の手の大きさでサイズを測るなどの技も）
- 電卓
- コード表（単位数がわかるもの）
- クリアファイル
- 付箋

まだ他にもいろいろありますが、経験を積みながら自分なりのラインナップを考えてみてください。

Check チェック ケアマネに必要なコンプライアンス

ケアマネジャーが常に意識していなくてはならないことの1つに、コンプライアンスがあります。コンプライアンスとは法令遵守という意味ですが、では具体的に何を守らなくてはならないのでしょう。

法令とは、介護保険法、介護保険法施行令、介護保険法施行規則、運営基準などを指します。これらは非常に読みにくい文章ですが、必ず一度は目を通しておきましょう。

2 ケアマネのお仕事（こんなことをします）

ケアマネジャーは、介護保険の利用に必要なアドバイスや手続きの代行、ケアプランの作成、サービス事業者や関係機関との連絡調整などを担います。

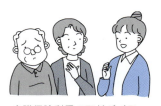

- 介護保険利用のアドバイス
- 要介護認定など手続きの代行
- 介護保険施設への入所相談

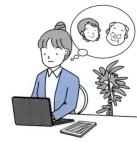

- ケアプランの作成
- 必要に応じたケアプランや要介護状態区分の見直し

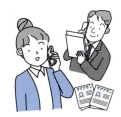

- 介護サービス事業者や関係機関との連絡調整

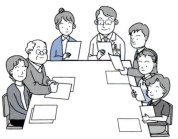

- サービス担当者会議の開催・調整

ある日のケアマネ (スケジュール例)

8:00	8:45　出勤・その日の業務確認	自分の行動予定や他の職員の予定を確認し合います。留守中の対応をお願いすることも。
9:00	9:00　朝礼 9:15　移動	
10:00	定期訪問	先週からサービスが始まった方のモニタリングをします。「サービスに慣れたかな？」
11:00	帰りに地域包括支援センターへ立ち寄り	委託を受けた利用者について、ケアプランを持参し、近況の報告をします。「順調ですよ♪」
12:00	昼休み	
13:00	↓　移動 13:30　定期訪問	おしゃべりしながらお弁当タイム。情報交換をしたりちょっとした相談をしたり。

1 ケアマネってこんな仕事です

14:00	↓ 移動 14:30〜15:30 サービス担当者会議	初めてサービスを使う方の担当者会議。ケアプラン原案を人数分忘れずに！
15:00	↓ 移動	今行ってきたばかりのサービス担当者会議。記憶が鮮明なうちに会議録を書いてしまおう。ケアプラン本案も全事業所に交付しておかないと。
16:00	サービス担当者会議記録とケアプラン交付	
17:00	モニタリング記録 事業所との連絡	今日行ったモニタリング、2件とも記録をしておかないと。「サービス日時の変更、事業者に連絡しておかなきゃ」
18:00	翌日の業務確認と準備 業務終了	

ケアマネの1か月

> ショートステイの予約は申込日が決まっていることが多いので、事前に必ず確認しておきましょう。区分変更申請は、いつ行ってもよいのですが、事務処理上1日付けとするのが一番スムーズなので、1日としています。

1	2	3	4	5
・ショートステイの予約 ・区分変更申請	・前月分の実績確認 ・入力作業			
8 ・定期訪問 ・サービス担当者会議 ・研修 ・認定調査	9	10	11	12
15	16	17	18	19
22	23	24	25	26
29 ・当月の支援経過 ・モニタリング記録、サービス担当者会議録、交付などの事務作業	30	31		

> 定期訪問やサービス担当者会議などは、日にちに余裕をもって予定を組んでおくことが大切です。利用者の体調不良などで日程変更が必要となることもあります。

6	7 国保連 請求業務
13	14
20	21
27	28

●業務の流れ

新規	新規依頼→契約→アセスメント→原案作成→担当者招集（または照会）→サービス担当者会議（照会のみの場合もある）→ケアプラン交付→記録
サービス担当者会議	原案作成→担当者招集（または照会）→サービス担当者会議（照会のみの場合もある）→ケアプラン交付→記録
定期訪問	アポ取り→利用票作成→訪問→支援経過・モニタリング記録
認定調査	アポ取り→認定調査→調査票作成→保険者へ提出

> 日々の業務の記録は当日中に済ませることが望ましいのですが、月末に集中して事務処理をするための時間を取ってもよいでしょう。

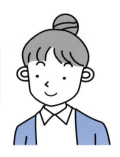

ケアマネの1年

1月	
2月	
3月	特定事業所集中減算報告書作成
4月	
5月	
6月	
7月	介護保険負担割合証確認、 介護保険負担限度額認定証更新手続き
8月	特定事業所集中減算報告書作成
9月	
10月	
11月	年末年始のサービスの 要不要確認と事業所への依頼
12月	

> 事業所全体のケースについて、サービスが1法人に集中していないかの計算をし、報告書を作成します。日頃からサービスを位置付ける際には、同じ事業所ばかりにならないよう注意が必要です。

> この頃、利用者宅に負担割合証が送られてきます。全員分必ず確認を！介護保険負担限度額認定証の更新もこの時期です。定期訪問時に更新書類が到着しているか声をかけましょう。

> 11月ではまだ早すぎるようですが、このぐらいからサービスの必要性の確認や代替サービスの手配などをしておきます。特に訪問介護は、人の手配が困難ですので、早めに依頼しておきましょう。

ケアマネジャーは、毎月必ず行わなくてはならない業務に加え、期日のある報告や書類作成なども行います。どの時期にどの業務があるかを把握しておくと、仕事を効率よく進めることができます。

●毎年受けることが望ましい研修
・認知症
・プライバシー保護
・法令遵守
・身体的拘束等の廃止
・高齢者虐待防止
・BCP

> 毎年行う介護サービス情報の調査項目に含まれています。

●更新前に受けなくてはならない研修（5年に一度）
・更新研修Ⅰ（初回更新時のみ）
・更新研修Ⅱ

> 更新研修ⅠとⅡはそれぞれ56時間、32時間かかるので、業務へのしわ寄せを考え、同じ年に受けないようにするなどの工夫が必要です。
> ※受講費用がかかります。

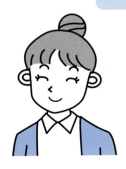

1 ケアマネってこんな仕事です

在宅での生活を支える人たち

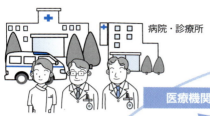

病院・診療所

医療機関

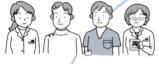

医師、看護師、歯科医師、
メディカルソーシャルワーカー、
理学療法士、作業療法士、

利用者・家族

地域包括支援センター

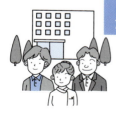

主任ケアマネジャー
社会福祉士
保健師／看護師

さまざまな職種のさまざまな人たちが、在宅での利用者の生活を支えています。

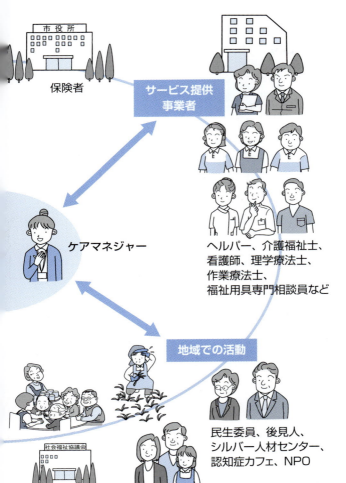

3 介護支援、キホンのキ

ケアマネジャーが利用者に初めて会ってからサービス開始まで、またサービス開始後もケアマネジャーの仕事（ケアマネジメント）は途切れることがありません。

❶ インテーク（利用者との最初の関わり）
P.32

利用者との信頼関係をつくる最初のステップ

❷ アセスメント（課題分析）
P.54

ケアマネジャーが利用者と家族から生活上の困りごとや希望を聞き取ります

❸ ケアプラン（原案）作成
P.96

利用者が適切なサービスを受けられるよう、サービス事業者と連絡調整し、ケアプランの原案をつくります

❹ サービス担当者会議
P.164

ケアマネジャー、利用者と家族、サービス事業者とでケアプランの原案を検討し、詰めていきます

1 ケアマネってこんな仕事です

❺ ケアプラン決定とサービス事業者との契約
P.184

利用者や家族の承認を受け、ケアプランが完成します
その後、利用者は実際にサービスを行う事業者すべてと契約します

❻ サービス開始
P.195

ケアプランに基づき、サービスを開始します

❼ モニタリング
P.196

ケアマネジャーが月1回以上利用者を訪問し、サービスの状況を確認・調整します

❽ 支援の終結
P.206

> 利用者の心身状況や家族環境などが変わったら再アセスメント

① **利用者との最初の関わり（インテーク）**

　地域包括支援センターや病院のソーシャルワーカー、利用者自身や家族からの依頼を受けて、ファーストコンタクトをとります。利用者との信頼関係づくりの最初のステップですので、とても大事なものです。

　利用者や家族の個人情報を扱うわけですから、初回訪問で説明と同意、契約の取り交わしといった書類のやり取りを行います。

② **アセスメント**

　どのようなことに困っているか、このままだとどのような問題が生じるかを、利用者が自覚している場合もしていない場合も、見える化、言語化するプロセスです。情報収集から踏み込んで、ニーズ（課題）を抽出します。

③ **ケアプラン原案作成**

　アセスメント内容に基づき、ニーズを充たすためにはどのようなサービスを利用したらよいか、ケアプラン原案を作成し、提案します。

　ケアプラン原案は、アセスメントの時点で利用者とおおよそのサービス内容や種別について話し合ったものを、サービス担当者会議に向けて具体的に見える化したものです。

④ **サービス担当者会議**

　ケアプラン原案をたたき台に、利用者や家族、サービス提供者全員と、サービスの内容や方針、回数や実施方法などを決める場です。それぞれ専門家の立場で意見を出し合い、最終的にケアプランをつくり上げるという大事なプロ

セスです。

⑤ ケアプラン決定と事業者との契約
　サービス担当者会議で利用者や家族、サービス提供事業者の合意を得、利用者の署名捺印を受けたものが正式なケアプランとなります。

　実際にサービスを利用するには、サービス事業者と契約する必要があります。契約は多くの書類を取り交わすので、負担に思われることも多いのですが、利用者を守るためのものでもあります。必ずサービス開始前に行いましょう。

⑥ サービス開始
　ケアプランに則ってサービスが開始されます。ケアマネジャーは、サービス事業者からサービス計画書を収集し、ケアプランに沿った内容か、利用者の自立を支援するサービス方法かなどを確認します。

⑦ モニタリングと再アセスメント
　月に1回は利用者の自宅を訪問し、モニタリングを行います。サービスが予定通り実施されているか、効果があるか、利用者は満足しているかなど、さまざまな視点で見ていきます。利用者や環境に変化がないかの確認も必要です。

　サービスの不具合や利用者の状況の変化などに応じ、サービス内容の見直しや、再アセスメントの実施となります。

⑧ 支援の終結
　利用者が亡くなったり、施設に入所したりするとケアマネジャーの支援は終了します。終了後は適切な事務処理や書類管理が必要です。

第2章

支援の依頼から契約まで

支援の依頼（オーダー）

ケアマネジャーにケアプランの依頼が来る方法はさまざまあります。要介護者本人や家族からのこともありますが、地域包括支援センターや、病院のメディカルソーシャルワーカーからのほうが多いかもしれません。

 依頼を受けるときに困りごとや要介護認定を確認します

　ケアマネジャーへの依頼は、電話での受付となることがほとんどです。あらかじめ、依頼があった場合に聞くことをまとめたシートを用意しておくとよいでしょう。

　慣れないうちは電話での情報の聞き取りは難しいかもしれませんが、以下は必ず確認しましょう。

- ①要介護者の名前、性別、年齢、住所、電話番号
- ②要介護認定の有無
- ③困りごとや利用したいサービス
- ④病名や体の状態
- ⑤キーパーソンの有無、連絡先

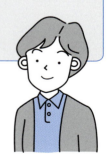

① 要介護者の名前、性別、年齢、住所、電話番号

まず、要介護者の名前、性別、年齢、住所、電話番号など、基本的なことを尋ねます。自分の事業所の担当エリアか、そもそも介護保険を使える年齢の人かも確認します。

② 要介護認定の有無

●要介護認定を受けている場合

すでに要介護認定を受けている場合は、要介護度を確認します。電話ですと「要支援」と「要介護」を混同して答える人もいますので、怪しいと感じたら保険証に書かれている区分支給限度基準額を読み上げてもらいましょう。要介護度ごとに基準額は異なりますので、要支援か要介護かの判断がつきます。

要介護の場合はそのまま話を進めますが、要支援の場合は「地域包括支援センターに相談したことがあるか」を確認します。相談したことがある場合は、すでに地域包括支援センターが動いていることもありますので、注意が必要です。

要支援の人のケアプランは、基本的には地域包括支援センターが担当することになっていますが、「地域包括支援センターから委託を受けて、居宅介護支援事業所のケアマネジャーが担当することができる」と説明しておきましょう。

●要介護認定の申請をしていない場合

要介護認定の申請をしていない場合は、本人や家族が手続きできるかどうかを確認しましょう。もよりの地域包括支援センターや市区町村の介護保険課へ出向いて簡単な書類を記載する必要があるからです。難しそうなら担当ケアマネジャーが手続きを代行できることを伝えましょう。

③ 困りごとや利用したいサービス

　最近は介護保険のことを多少なりとも知っている人が増え、「デイサービスに行きたい」とか「ヘルパーさんを頼みたい」と言ってくるケースがあります。事前に希望のサービスを聞いておけば、初回訪問の際にはサービス事業者の情報をもっていくことができ、話をスムーズに進めることができます。

　もちろんサービスについて知識がなく、「動けなくて困っている」や「リハビリをしたい」などの相談もあります。

　いずれの場合も、困りごとの内容や、緊急度[※1]などを聞き取り、初回訪問に備えます。

※1 利用者が全く動けなくなっているとか、介護者がいないなど色々なケースがありますが、明らかに医療的な問題がありそうな場合はまず救急車を呼ぶようアドバイスすることもあります。

④ 病名や体の状態

　ここではあまり深く聞かなくてもいいのですが、初回訪問の準備のために、おおよその疾患名や障害の状態について情報を取っておくといいでしょう。

⑤ キーパーソンの有無、連絡先

　依頼の連絡をしてきたのが本人自身で、判断能力に問題がなさそうな場合は、あえてキーパーソン[※2]名を聞かなくてもいいのですが、連絡してきたのが本人以外の場合は、名前や連絡先、本人との関係についてきちんと聞いておきましょう。

※2 キーパーソンとは、介護に関する契約をしたり、サービスについての話し合いなどにおいて決定権をもつ人を指します。

介護保険相談受付記録票

年　月　日受付	訪問・電話・来所・その他（　　）	受付者	
相談対象者 （本人）	氏名　　　　　　　　　　　男・女　年齢		年　月　日生れ（　歳）
	住所	電話	
相談者	本人・家族（続柄　　氏名　　　　　　　　　）・包括支援センター・その他		
	住所	電話	
緊急連絡先	氏名		
	住所	電話	
本人の所在	在宅　・　病院（　　　　　　　　　　）・その他		
要介護認定	要介護1　2　3　4　5　　　要支援1　2　　申請中		

【相談内容】

【これまでの生活の経過】

【希望サービス】

・訪問介護(ホームヘルプ)　　　　　　　・通所介護(デイサービス)

・通所リハビリ　　　　　　　　　　　　・短期入所生活介護(ショートステイ)

・福祉用具貸与(ベッド・車いす等)　　　・訪問入浴

・福祉用具購入(ポータブルトイレ・シャワーベンチ等)

・住宅改修(床段差の解消・手すりの取り付け等)

・その他

【初回訪問日】

【担当ケアマネジャー】

2 支援の依頼から契約まで

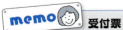

受付票

　受付票は、勤務先で用意されているものがあればそれを利用しますが、ケアマネジャー用のサイトなどからダウンロードしてもいいでしょう。

5 初回訪問の約束

初回訪問の日程は、依頼を受けた電話で約束する場合もありますし、担当ケアマネジャーを管理者が決めることになっている事業所では、改めて担当者から連絡して決めます。

 アポイントを取るときに伝えることと確認することがあります

- 依頼者に伝えること
    - ☑ 契約およびアセスメントのための訪問であること
    - ☑ どのぐらいの時間がかかるか
    - ☑ 当日用意しておいてもらいたいもの
- 依頼者と相談し決める、または聞き出すこと
    - ☑ 初回訪問の日時
    - ☑ 面接時に注意すべきことがあるか

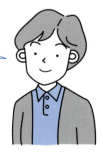

契約や重要事項説明（個人情報取り扱いの同意）をしてからでないとアセスメントはできません

● **ケアマネジャー訪問の目的を伝える**

　何のためにケアマネジャーが訪問するのかを伝えます。人によってはサービスをしに来てくれるのだと勘違いすることがありますので、契約およびアセスメントをするための訪問であることを説明しましょう。

　契約やアセスメントなどの用語は、わかりやすい表現にします。アセスメントであれば、「お体や生活の様子をうかがって、どのようなサービスが必要なのかをご相談します」というように。

　重要事項説明や契約は、利用者の個人情報の使用目的を説明し、同意を得るために必要なものです。個人情報を収集するアセスメントの前に行う必要があります。

● **初回訪問にかかる時間を伝える**

　だいたいどのぐらいの時間がかかるのかを伝えます。契約とアセスメントで、最低でも1時間はかかるでしょう。相手にも心づもりが必要ですから、おおよその時間を伝えましょう。

　またケアマネ自身の予定にも、あまりすぐ次の約束を入れないようにしましょう。相手によっては必要な情報を得るのに想像以上の時間を要することがありますから。

● **本人の状態の良い時間を選ぶ**

　初回訪問の日時は、できるだけ利用者本人の体調や気分の安定している時間にします。

　普段昼寝をする人なのか、朝が遅いのか、日課があるのかなども、このタイミングでわかることがあります。

● **当日用意して欲しいものを伝える**

当日用意しておいてもらいたいものを伝えます。

- 介護保険証
- 介護保険負担割合証
- 身体障害者手帳など（もっていれば）
- お薬手帳など薬の情報がわかるもの
- 認印（契約に必要。本人および家族分）

● **面接時に注意すべきことがあるかを確認**

面接時に注意しなければならないことがあるか、確認をします。たとえば、以下のようなことがあります。

- 駐車、駐輪ができるか

アセスメント中に、車の移動を求められるなどということは避けなくてはなりません。また「社名がわかるような車を乗り付けないでほしい」という家庭もあります。

- 本人の前で話さないほうがよいことがあるか

認知症や精神疾患がある場合は特に、触れてはいけない話題や、コミュニケーションが取りにくくなるキーワードがあるかもしれません。あらかじめ知っておくことで初回訪問をスムーズに行うことができます。

 要支援の場合

要支援の場合は、その利用者の地域を担当する地域包括支援センターに連絡を入れます。初回訪問に包括職員が同行してくれることが多いのですが、同席せずに利用者との契約をケアマネジャーに依頼してくるケースもあるようです。自身の事業所と地域包括支援センターとの委託契約が必要ですが、この点については管理者に委ねましょう。

6 医療情報について予習

医療系出身のケアマネジャーでない場合、医療に関する情報を苦手とすることが多いようです。医療情報については、受付の際に得た情報をもとに、予習します。

ポイント 病状や服薬などの基礎知識は入手しましょう

　病名とその症状や治療法などは、慣れないと聞き取ることも質問することも難しいでしょう。そこで必要なのが、アセスメントに出向く前の事前準備です。

　新規依頼を受けた際に、依頼者から病名や介護度などを聞いているはずです。今は家庭の医学辞典やインターネットでいくらでも情報を得ることができます。病状、今後どのように進行していくのか、どのような治療をするか、服薬はどうか、医療的処置が必要かなどの基礎的な知識を身に着けておきましょう。

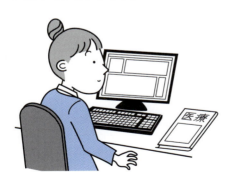

ポイント 医療知識は生活の視点でチェック

　事前学習の目的は、アセスメントの際に利用者の患っている病気に関する情報をきちんと得て、さらに病状を悪化させないために、さまざまな支援方法やサービスの提案ができるようにすることです。

　ケアマネジャーは医療的知識をもっているに越したことはありませんが、病気そのものについての知識を得ることより、病気をもった人が自宅で生活をしていくうえで留意すべきポイントを知り、それをケアプランに反映させることのほうが大切です。

ポイント 基礎知識がわかれば、確認項目は見えてくる

　病気に関する基礎知識を得ることにより、自ずとアセスメントで確認すべきことがわかってくるはずです。たとえば、糖尿病の場合は、

- 血糖のコントロールは経口薬かインスリン注射か
- 薬の自己管理ができるか、援助が必要か
- 血糖値の測定はいつ誰がするのか
- 食事に関する指示
- 誰が食事の支度をするか
- 合併症はないか
- 主治医は誰か
- 主治医からの指示や指導の内容

などが確認項目となります。

● アセスメントでの確認項目はメモしておく

　予習する際に、利用者に聞くべきことをアセスメント用紙にメモしておきましょう。ポイントを忘れずに情報収集できるでしょう。

● サービスの種類や事業者のピックアップ

　事前学習で得た知識をもとに、必要なサービスの種類や内容から、さらに一歩進んでサービスを提供できる事業者のピックアップまで、おおまかに準備します。十分な準備をしたうえで初回訪問に臨みましょう。

> **Check チェック　先輩や同僚に尋ねてみよう**
>
> 　自分で調べることはもちろん大切ですが、自分自身では十分な情報や質問事項が用意できない場合は、職場の先輩や同僚などにアドバイスをもらうことも有効です。経験豊かな同僚の力を借りることができれば心強いですね。
>
> 　同じ職場にケアマネジャーや看護師などがいれば、「糖尿病の方を担当することになったのですが、一般的にどんなことに注意する必要がありますか？」とアドバイスを求めてみましょう。

初回訪問に持参する書類の準備

初回訪問では契約、アセスメント、保険者への届け出書類の作成などを済ませてしまいましょう。そのためには持参する書類の確認が大切です。

> **ポイント** 書類を忘れていないかチェック！

※は利用者自身の署名捺印が必要な場合があるもの

☑ 認定を受けていない場合、認定申請書類※

介護認定を受けるために必要な申請書です。保険者のホームページからダウンロードするか、窓口で入手します。

☑ 契約書、重要事項説明書、個人情報使用同意書※

事業所で定められた書式を各2部用意し、署名捺印後、利用者とケアマネジャーが1部ずつ保管します。説明者の印鑑を押す書式の場合は自分の印鑑も持参します。

☑ 居宅サービス計画作成依頼（変更）届出書※

利用者のケアプランを作成する事業者名を保険者に届け出るための書類です。届け出を忘れると、給付管理をすることができません。

☑ 認定情報提供申請書※

利用者が介護認定を受けた際の認定調査の内容と、主治医の意見書のコピーをもらうために必要な申請書です。保険者のホームページからダウンロードするか、窓口で入手します。

☑ 保険者の発行している介護保険情報の冊子
介護保険についての説明に使います。

☑ 保険者の発行している介護保険外サービスの一覧表
おむつ支給、配食サービスなど、介護保険外サービスの説明に使います。

※ サービスは、要介護度や収入などによって異なることを確認しておきます。

☑ 介護保険証預かり証
居宅サービス計画依頼（変更）届出書と一緒に保険者へ提出するために、保険証をいったん預かる必要があります。引き換えに渡せるよう事業所で用意している預かり証があれば持っていきます。ない場合は何らかの書式を用意したほうがよいでしょう。

☑ サービス事業所一覧表
☑ 福祉用具カタログ

☑ アセスメント用紙
事業所で定められたものがあれば持っていきます。ない場合は、ケアマネジャー用のサイトなどからダウンロードしてもよいでしょう。

☑ 身分証、名刺
介護支援専門員は初回訪問の際、身分証（介護支援専門員証）を示すことが義務付けられています。

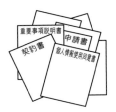

そのほか持っていくと便利なもの

☑ **ケアプランの第3表（週間サービス計画表）の白紙**

アセスメント後おおよそのサービスプランを組む際、その場で書き込んで利用者に提示することができます。

☑ **サービスコード表**

おおよその費用の見積もりを出す際に便利。

☑ **朱肉、印鑑マット**

契約時に利用者宅にないこともあります。

☑ **メジャー・カメラ**

住宅内外の段差や危険個所の測定や記録のためにあると便利です。私用携帯電話のカメラを使用する場合、番号を聞かれるきっかけになることがあるので断り方も考えておきましょう。

また自宅内や介護保険証の写真を撮る際は、必ず目的を説明したうえで許可を得てください。

memo 第一印象は大切！

初めて訪問する際の第一印象はとても大切です。

チャイムを押す前に身支度を整える（コート類は脱いでおく、雨に濡れている個所を拭っておくなど）ことや、玄関内での靴の始末（脱いだあとに向きを変えて揃える）など、基本的なマナーを確認しておきましょう。

初回訪問と契約

いよいよ利用者や家族との対面です。すぐにでもアセスメントをして、いろいろな情報を収集したいところですが、その前に契約等を交わす必要があります。

ポイント 初回訪問で契約などを行います

- ① 介護保険証を見せてもらい、介護認定の有無を確認
- ② 介護保険制度とケアマネジャーの役割を説明
- ③ 居宅介護支援の契約（重要事項説明書と契約書、個人情報使用同意書の説明と署名捺印）
- ④ サービス計画書作成依頼（変更）届出書と認定情報提供申請書の記入

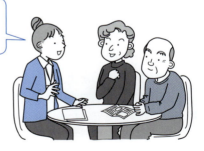

介護保険を利用するには、たくさんの書類が必要です。

① 介護認定の確認

まず、介護保険証を見せてもらいましょう。介護認定を受けているのか、要介護なのか要支援なのかによって、このあとの話の進め方が変わってきます（介護認定が下りていない場合、要支援の場合 ➡ P.50）。

② ケアマネジャーの役割を説明

利用者が要介護認定されていることが確認できたら、介護保険制度がどのようなもので、ケアマネジャーがどのような役割を果たすのか説明します。利用者や家族の個人情報を扱うわけですから、きちんと約束事を説明して、同意を得ておく必要があります。

介護保険についての説明は、各事業所で資料を用意しているかもしれませんが、保険者が発行しているものが必ずあるはずなので、それを活用するのもわかりやすくてよいでしょう。

③ 重要事項説明書、契約書、
個人情報使用同意書の説明と同意

利用者とケアマネジャーの所属する事業所との間で居宅介護支援の契約をします。

事業所の重要事項説明書と契約書については、利用者だけでなく事業所を守るためにも大事な内容が記載されています。必ず事前にしっかりと読み込んでから、契約に臨みましょう。難しい法律用語や日頃使わないような表現が用いられていることもありますので、相手の理解度に合わせて簡単な表現に言い換えたり、例を挙げて説明できるとよいですね。

個人情報使用の代表的なものは、サービス事業者に依頼

をする際に利用者の名前や住所、要介護度や病名、キーパーソンの連絡先などを伝えることです。また、ケアプランにも緊急時の連絡先として、家族の連絡先を記載することがあります。

● 「契約を継続しがたいほどの背信行為」となど難しい表現

契約書ではよく使われる表現ですが、「契約を継続しがたいほどの背信行為」などについて、はじめて契約書を目にする人は「具体的には一体全体どんなことを指すの？」と不安になるかもしれません。

「契約を継続しがたいほどの背信行為」のわかりやすい例には「本人や家族によるケアマネジャーへの暴言や暴力」、「インターネット上にケアマネジャーの名前を出して誹謗中傷する」などがあります。具体的な説明のしかたは、事業所の管理者や同僚に尋ねてみましょう。きっと「私はこうやって説明している」「具体的にはこういうこと」などと教えてくれることでしょう。

● 「死亡したとき」など口に出しにくい表現

契約の終了についての説明に「利用者が死亡したとき」という表現があるはずです。こういったあまり口に出したくない表現をストレートに読み上げるかどうかは、難しい問題です。指でその個所を示しながら、「このような場合も契約終了の対象になります」とあえて言葉に出さないのも１つの方法でしょう。

いずれの場合も、相手がどのように感じるかを気にかけることが大切です。

● 相手に合わせた説明方法を選んで

　重要事項説明書や契約書の説明においても、一言一句すべてを読み上げるのか、説明箇所ごとに要約してわかりやすく伝えるのかを相手の理解度や表情などから瞬時に判断して適切な方法を選択するスキルも必要です。

● 利用者や家族への気遣いを忘れずに

　契約の取り交わしだけでも相当な時間を要するでしょうから、相手の疲労感やうんざりした気分を和らげるような言葉かけや気遣いができるとよいでしょう。「長くなって申し訳ありませんが、この部分だけは大切なところなのでご説明させてください」、「お疲れになってしまいましたか？ 少し休憩しましょうか？」などの言葉をかけましょう。

Check チェック　説明と同意について支援経過記録に記載を！

　支援経過記録はケアマネジャーが利用者に対し、何を説明したのか、どのような支援をしたのか、利用者がどのようなことを求めたのかを事実に基づいて記載するものです。初回訪問時の支援経過記録には、「介護保険の説明を実施した」「重要事項説明書および契約書を説明のうえ、同意を得て署名捺印もらった」ことをきちんと記載しましょう。

居宅介護支援経過

利用者名　　　　　　　　殿　　　　担当

年月日	方法	対象者・機関名	内容

④ 居宅サービス計画作成依頼（変更）届出書と認定情報提供申請書の記入

重要事項説明書と契約書の署名捺印を終えても、利用者に書いてもらう書類は残っています。

● 居宅サービス計画作成依頼（変更）届出書

「今後このケアマネジャー（の事業所）がケアプランを作成します」ということを保険者に届け出るものです。保険者によっては、利用者または家族の自筆を求める書式のところもあります。提出はケアマネジャーが代行できます。

なお、利用者の保険証を一緒に提出する必要があります。

● 認定情報提供申請書

利用者が要介護認定を受けた際の認定調査結果と主治医意見書などを、ケアマネジャーが取得するのに必要な書類です。利用者や家族の自筆署名が必要な場合もあります。

認定情報が必要な理由は、忘れずに説明しましょう。「主治医意見書には主治医が介護サービスについての意見を記載することになっていて、ケアプランを作成する際に参考としなくてはならないので」など、具体的に話します。

● 認定情報の閲覧を求められたら

認定情報や意見書は、基本的に複写や転送を禁じられています。利用者や家族が介護度に対する不満などから「要介護認定関連の資料に書かれている内容を知りたい」と言ってくることがありますが、取り寄せた情報を渡すことは避けましょう。記載内容についてトラブルになった際、ケアマネジャーの責任を問われることにもなりかねません。認定情報の取り扱いは、保険者に確認しておきましょう。

> **ポイント** 初回訪問で契約を結ばないこともあります

● 要介護認定が下りていない場合

　初回申請の場合や区分変更申請中などで、要介護度がわからない場合は、初回訪問時に契約を結ばないことがあります。明らかに要介護と思われる場合は、そのまま契約してしまいますが、要支援と要介護とで迷う場合は契約内容についての説明にとどめ、要介護認定が下りてから改めて契約書に署名を頂くことを伝えます。

　なお、署名の日付は初回訪問日にさかのぼることはせず、実際に契約書を取り交わした日とします。契約の取り交わしをしない場合でも、個人情報の使用に関する説明と同意（署名捺印）は必要です。

● 契約書は後日とする旨、支援経過記録に記載

　契約書の取り交わしが後日となる場合、介護保険および契約書の内容（特に個人情報の取り扱いについて）を説明した旨と、「○○の理由で契約書の取り交わしは後日とする」と、支援経過記録に経緯を記載しておきましょう。

　要介護認定が下りていない場合、基本的にサービス計画書作成依頼（変更）届出書や認定情報提供申請書は初回訪問で署名をもらわなくても大丈夫です[※]。もし、要支援であった場合、どちらもケアマネジャーが提出する必要がなくなるからです。

※ 保険者によっては暫定で作成依頼届出書を提出する必要があるところもあります。

● 要支援だった場合

　依頼を受けた時点で要介護認定を確認しているはずです

が、まれに訪問したら要支援だったということがあります。

その場合は、要支援の人の担当は地域包括支援センターであることを説明し、中座してその地域の地域包括支援センターに電話を入れ、事情を伝え、指示を仰ぎます。指示の内容によっては、後日改めて地域包括支援センターの職員と一緒に出直すかもしれませんし、契約を後日にしてアセスメントを進める場合もあるかもしれません。

● 要支援でも多くは居宅介護支援事業所に委託されている

地域によっては、要支援の利用者のケアプランを委託せず、地域包括支援センターが直接担当することもありますが、多くは居宅介護支援事業所に委託しています。

要支援の場合は、地域包括支援センターと利用者間で契約を結びますが、包括によってはその契約も委託先のケアマネジャーに代行を頼むことがあります。多くの場合は、委託でも初回訪問時にケアマネジャーと一緒に利用者宅を訪問し、包括職員が契約を取り交わします。

※ 令和6年の報酬改定で、居宅介護支援事業所が直接要支援者と契約を結ぶことができる仕組みもできましたが、申請をしている事業所は少数です。

Check 電話口で介護度を確認する場合

電話口で介護度を確認する場合、保険証の介護度だけを見てもらうと、要介護と要支援を読み誤ることがあります。

介護度をより確実に知りたい場合には、保険者証の区分支給限度基準額を読み上げてもらいましょう。介護度ごとに額が異なるので、この手間を加えることで間違いがなくなります。

ポイント 初回訪問が入院先の場合もあります

　病院から退院してくる場合、初回訪問の基本的な流れは、在宅のケースと同じです。ただし、初回訪問やアセスメントの場所が、入院先という違いがあります。

　退院の場合は依頼があってから退院までの間がないことが多いので、できるだけ早く訪問できるよう調整します。退院支援看護師やメディカルソーシャルワーカーが介在する場合には、事前に電話でおおよその情報や必要なサービスが聞き取れることが多いので、初回アセスメント時にサービス事業者に同席してもらい、情報共有を図ったり、サービスの相談をしたりすることもあります。

　初回訪問は、必ず利用者や家族、病院の了解を得てからにしましょう。重要事項説明書や個人情報利用同意書、契約書なども原則としてアセスメント前に交わすべきものなので、初回訪問の際に署名捺印をしてもらいます。必要性を説明したけれど、何らかの事情でどうしてもアセスメントの前に署名捺印がもらえない場合は、支援経過にきちんとその理由を記載しておきましょう。

Check チェック 病院でのアセスメント

　病院に出向いて初回訪問、アセスメントをする場合、ソーシャルワーカーや看護師が同席してくれることが多くあります。専門職を待たせたまま契約の取り交わしをするのは失礼ですから、家族には病院側との約束の時間より前に会うなど、工夫しましょう。
　また入院先が個室でない場合は、アセスメント等のために別の場所を使わせてもらえるよう、事前に相談します。

第3章

アセスメントでニーズを引き出す

9 いつどこでどのように行うか

利用者の自宅へ出向き、本人や家族との面談をします。1回ですべてを聞き出そうとせず、「おおよその情報を得られればいい」くらいの姿勢で臨みましょう。

ポイント 利用者の自宅で1時間程度です

アセスメントは、原則として利用者の自宅で行います。もちろん入院中や入所中で、自宅での生活のための準備という場合は、入院(入所)先で行うことも可能です。

いずれの場合も、支援経過には「いつどこでどのような目的でアセスメントを行ったか」をきちんと記載しましょう。

アセスメントは利用者本人および、必要に応じて家族などと対面して行います。相手や状況によりかかる時間は変わりますが、1時間を目途に切り上げましょう。

初回からあまり長時間の面接をしてしまうと、相手が疲れてしまいますし、情報量が多くなりすぎてまとまらないこともあります。

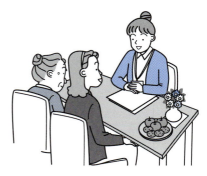

アセスメントに入る前に必要なこと

アセスメントは情報を聞き出すだけでなく、介護保険についての説明をする場でもあります。

 重要事項説明書や契約書についての説明と同意、個人情報の取り扱いについての同意が必要です

アセスメント前に、重要事項説明書や契約書の説明と同意を得ることを忘れてはなりません。個人情報の取り扱いについても同意なく、アセスメントすることがないよう、気をつけてください（➡P.46）。

アセスメントそのものについて説明します

アセスメントについての説明も必要です。利用者に「これからアセスメントをします」と言って通じると思わないようにしましょう。

● いろいろなことを聞かれる理由がわかるように

「〇〇さんにどのようなお手伝いが必要なのかを考えるため、日頃の生活の様子を教えてください」「〇〇のサービスをご希望と伺っていますが、どのようなことでお困りなのか（どのようなことをなさりたいですか）お話を聞かせてください」など、利用者自身がなぜいろいろなことを聞かれるのか納得できる説明をしましょう。

● わかりやすく説明する

ケアマネジャーがケアプランを作成すること、ケアプラ

ンは何のためのものか、ケアプラン作成にアセスメントが必要なことをわかりやすく説明できるよう心がけましょう。「私は〇〇さんが日頃の生活で不自由を感じていることを、介護保険のサービスを使って解決できるよう、計画を立てたり、サービスの手配をしたりするのが仕事です。そのために、いろいろ伺いたいのでご協力ください」といった導入トークを考えておきましょう。

● 保険者のパンフレットも活用しよう

　保険者が発行している介護保険についてのパンフレットには、サービス利用までの流れが図説されていることが多いので、それを示しながら「今この部分です」と説明するのも1つの方法です。

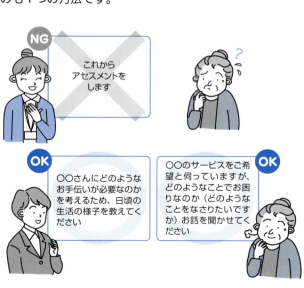

Check アセスメントシートは使いやすいものを

勤務先によって、使用するソフトやアセスメント方式は異なります。厚労省で定められた書式はないので、どの方式でもいいのですが、課題分析標準項目23項目（アセスメント23項目）を満たしていることが必要です。

ソフトから白紙のアセスメント用紙をプリントして使うこともできますし、インターネットで検索して市区町村ごとに公開している独自の書式を使うこともできます。

いずれにしても、自分が利用者宅でアセスメントをする際に、使いやすいものを選ぶことが一番です。

> やっちゃった！　介護保険のしくみがよくわからない利用者に、ケアマネジャーがいきなり次から次へと質問を浴びせてしまいました。利用者は機嫌を損ね「あんたいったい何なんだ！」「根掘り葉掘り人のことを聞くもんじゃない！」などと、ケアマネジャーを追い返したそうです。やはり、ていねいな事前説明が大切ですね。

11 アセスメントでの情報収集のコツ

単に課題分析標準項目23項目（アセスメント23項目）の情報を集めることがアセスメントではありません。それらの情報から利用者のニーズ（課題）を見つけ出すことを指します。

ポイント 情報を収集して課題を見つけ出すことです

アセスメントは、集めた情報の中から、利用者自身が認識している問題や課題を抽出したり、利用者自身が気づいていない問題や課題を専門職の視点で見つけ出したりすることです。

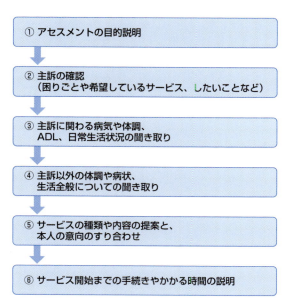

① アセスメントの目的説明

② 主訴の確認
（困りごとや希望しているサービス、したいことなど）

③ 主訴に関わる病気や体調、
ADL、日常生活状況の聞き取り

④ 主訴以外の体調や病状、
生活全般についての聞き取り

⑤ サービスの種類や内容の提案と、
本人の意向のすり合わせ

⑥ サービス開始までの手続きやかかる時間の説明

> **ポイント** 初回は大事な部分だけでもOKと割り切って

　そうはいっても初対面の人から、23項目について聞き出すこと自体とても難しいことです。

　「23項目すべての情報収集と分析ができなくてもいい」くらいに割り切って、初回は大事な部分の聞き取りで終了することがあってもよいでしょう。

● 五感をフルにはたらかせて

　実はアセスメントは利用者宅に足を踏み入れた瞬間から始まっています。玄関周りの様子ひとつとってみても、ゴミが散らかっているか、ほこりがたまっているか、花が飾ってあるかなどから、利用者の生活状況や支援の有無などが想像できます。

　匂いも大事な要素です。煮炊きをした匂いがするのか、かび臭いのか、または尿臭がするのか、利用者自身に体臭や口臭があるのかなどから、さまざまなことがわかります。

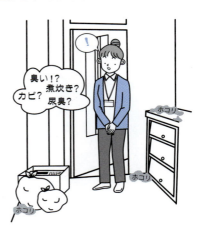

ポイント 話のきっかけをつかみましょう

アセスメントは23項目についての質問から始まりますが、項目すべてを順に尋ねていくだけでなく工夫が必要です。

時には何かをほめることから、どんどん話題が広がったり深くなったりすることもあります。

たとえば玄関に花が飾ってある場合、「玄関のお花がすてきですね。ご自分で活けられた(買ってこられた、庭で切ってこられた)んですか?」などのちょっとした投げかけに対し、「若いときからお花を習っていてね」とか「庭仕事が好きなのよ」などの言葉が返ってくるかもしれません。

それをきっかけに、庭に出る動線の確認や危険個所、日頃の生活リズムや利用者自身が望んでいることなどがわかることもあります。

ただし、あまり利用者のペースで話が進んでしまうと、脱線して時間ばかりかかってしまうことになりかねません。そのあたりのコントロールは必要です。

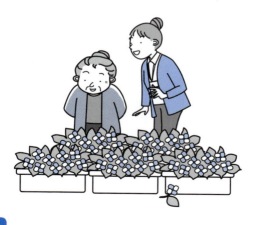

> ポイント **まず、よい関係を築くことから始めます**

　最初からすべての問題を把握し、解決しようと意気込むと、利用者との間でよい関係性をつくる前に、関係が壊れてしまう可能性があります。

　もちろん生命に関わる問題※については、後日改めてなど悠長なことをいっていられませんので、その点の判断は必要です。

※ 何日も食べられていない、排尿がないなどの場合にはケアプラン云々以前に急いで受診（救急搬送も含め）の手配をしなくてはなりません。

● 相手のペースや意向に合わせて

　病院を受診したり、入院したりする際の医療職によるアセスメントでは、短時間でどんどん聞き進めていきます。病歴や家族の状況、排泄や食事をはじめとするADL（日常生活動作）や金銭的なことなどをストレートに聞きます。病院に行った時点で患者は身を委ねているので、このようなアセスメントが可能なのです。

　反面、ケアマネジャーがアセスメントする際は条件が異なります。ケアマネジャーは利用者のテリトリーに入って行ってアセスメントをするので、あくまでも相手のペースや意向に合わせる姿勢や配慮が必要です。

> **やっちゃった！** おしゃべり好きな相手に主導権をにぎられ、気がついたら聞きたいことを全然聞けなかった！　なんてこともあります。ある程度相手の話を聞いたら、うまく次の話にもっていくようにしましょう。

> **ポイント** 答えにくいことは聞き方を工夫します

　たとえば排泄に関する質問では、ストレートに「おむつをしていますか?」と聞いてしまうと、相手によってはプライドや羞恥心が働いて「そんなものは使っていません」と答える可能性があります。

● ストレートには聞かない

　尿臭がある場合、排泄についてはもちろん状況を確認しなくてはなりませんが、どう質問をするのかが難しいところです。ケースバイケースですが、「〇〇さんのお宅は、廊下がとても長いですね。夜などお手洗いに間に合わなくて困るなんていうことはないですか?」とか、「最近寒くなってきましたが、トイレが近くなって困ることはないですか?」など、たとえ排泄の失敗があっても、利用者が自分のせいではなく、環境や気候のせいと思えるような尋ね方ができるとよいでしょう。「寒いときはちょっと失敗しちゃうのよ」と言ってくれればしめたもので、そこをきっかけにもう少し排泄に関する情報を収集することができます。

● 嫌がる場合は、いったん切り上げる

　もしそれでも「何も問題ない、困っていない」と利用者が言うのであれば、そこはそれ以上突っ込まずに、別の方法で情報収集することを考えます。場所を変えて家族に尋ねてもよいでしょうし、後日改めて尋ねてもよいでしょう。

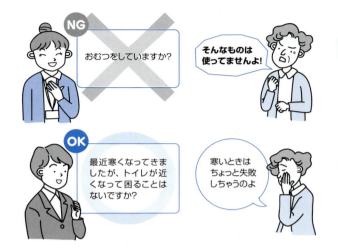

　嫌がる話題を無理に続けることで利用者に気持ちを閉ざされてしまうことのほうが、後々困ります。アセスメントシートには「居室内に尿臭があるが、本人が排泄の失敗を認めないため、詳細は不明」と書いておけばよいのです。そしてサービス事業所等に「サービス提供時に、排泄の状況を見てみてください」と依頼すれば、だんだん情報が集まってきます。

ポイント 経済的なことを尋ねる場合は間接的に

経済的なこと、家計の問題はもっとも聞きにくい質問の1つです。でもケアプランを作成する中で必要な情報でもあります。

● 間接的に聞くか別の情報から推測する

収入額を直接聞くことははばかられますので、「介護サービスにだいたいどのぐらいの費用をかけられるとお考えですか?」などと間接的に尋ねるのがよいでしょう。

ショートステイを希望している場合なら「収入によって食費や宿泊費が減免されます」、自治体により異なりますがおむつの支給を申請する場合は「住民税は課税されていますか?」といった尋ね方で、おおよその収入がわかります。

また、介護保険サービスの負担割合が1割か2割か3割か、医療保険の負担が1割か2割か3割かからも経済状況の想定は可能です。

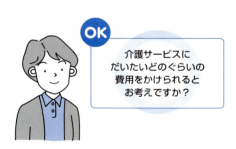

> **Column　ケアマネは聞き上手**
>
> 話の聞き方にはポイントがあります。
>
> ●メモばかり見ていない
> まずは手元のメモにばかり注力しないこと。ずっと書いてばかりいると、相手の顔を見られませんし、利用者にしてみると「何をそんなに調べているんだ？」となります。
>
> ●相手の話に反応する
> また相手の話に少し大げさなぐらい反応を示すことで、真剣に話を聞いているという印象をもってもらうことができます。普段より少し大きくうなずいたり、辛い話を聞くときには顔をしかめたりなど、相手の話への共感を示すことで、スムーズに話を聞き出すこともできます。
>
> ●いったん受け止める
> 時には理解のできないような話をされたり、間違ったことを言われたりすることがありますが、いったんは「そうなんですね」と受け止める必要があります。
>
> ●真っ向から否定しない
> 訂正する必要がある内容の場合は、「認定を受けると何でもしてもらえるとお聞きになったんですね。税金で賄っているしくみなので、何でもという訳にはいかないんですよ。○○さんがどのようなサービスをお使いになるといいのか、一緒に考えてみましょう」というように真っ向から否定することは避けましょう。

相手や状況に合わせたコミュニケーション

相手に合わせて説明方法や内容を変えるのは非常に難しいことですが、ケアマネジャーの業務の重要なポイントの1つが説明力ですので、少しずつ技術を磨きたいものです。

ポイント 難しい用語はやさしい言葉に置き換えて

利用者自身も家族も、介護保険についての知識がある人ばかりではありませんし、制度やしくみの理解がスムーズにできるとも限りません。さらに中途半端に聞きかじっているようなケースもあります。

● 自分なりの説明方法を考えておく

相手の知識や理解力に合わせて、説明や聞き取りの方法を変えます。また、時には誤りを訂正することも必要です。

介護保険は非常にややこしく、複雑なしくみですので、自分なりの例えや説明方法を考えておくとよいでしょう。

● 何気なく使っている専門用語に気をつけよう

そして、介護の世界では当たり前のように使っている用語も、決して一般的ではないことを念頭に置いて話しましょう。たとえば、訪問介護におけるサービス区分の「身体介護」は「直接体にふれて入浴やトイレのお世話をすることです」、「区分変更申請」は「介護度の重さを見直してもらうための手続きです」などと言い替えます。

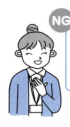

NG 身体介護を位置付けましょうか

OK 身体介護のサービスを利用しましょうか。身体介護は、直接体にふれて入浴やトイレのお世話をすることですよ

ポイント サービスの要望に添えない場合は臨機応変に

アセスメントをする中で、時には「〇〇をしたい」とか「〇〇のサービスを利用したい」という希望が出てくることがあります。しかし、利用者の介護度や生活環境によっては、希望してもサービスが利用できないこともあります。

たとえば訪問介護の生活援助サービスなどはその代表格です。一般的に同居家族がいる場合は、生活援助サービスを利用できません（ただし、同居の定義は保険者により違いがあります）。

● 「できません」では信頼を損なう

このような場合、「生活援助はできません」と利用者に伝えることは必要です。ただ、「できません」という一言で終わらせてしまうと、時としてケアマネジャーに対する

信頼感が失われることがあります。

　利用者にしてみれば、介護の専門家に相談しているのに「できません」の一言でばっさり切られてしまうわけですから、期待している分、落胆も大きいでしょう。

● 代替サービスを提示する

　同じことを伝えるのでも、「〇〇は制度上できないのですが、このような方法であればご希望に添えると思います」とか、「残念ながら〇〇は利用できないのですが、同じようなサービスがありますよ」といった、相手の希望を何とかかなえようとしている姿勢を示す言葉を加えると、印象はガラッと変わります。

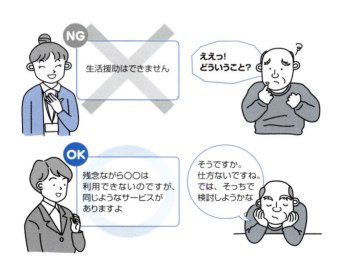

● 持ち帰って調べる

　もちろん、その場で代替サービス案が提示できないこともありますので、その場合は「調べてご連絡します」というように誠意のある対応をしたいものです。

ポイント 利用者の「御用聞き」ではありません

　最近は、介護保険のことを多少なりとも知ったうえで、サービスの種別や内容を決めてからケアマネジャーに依頼してくる人も多くなりました。
「ヘルパーさんに来てほしいんだけど」
「ベッドを借りたい」
などです。そのような場合は、そのまま利用者の指定するサービスを組み込む御用聞きケアマネになってはなりません。「ヘルパーさんを頼みたいということですが、どのようなことをしてもらいたいとお考えですか？」と質問して、具体的なサービス内容を確認します。

● 目的＝ニーズとは限らない

　サービス種別を指定してくる人は「掃除をしてほしい」「買い物に行ってもらいたい」など、目的もはっきりしています。でもそれがニーズとは限りません。
　「買い物に行ってもらいたい」のはなぜか、利用者が歩けないからか、荷物が持てないからか、支払いが難しいからか、商店が遠いからかなど、さらに深く理由を掘り下げていきます。

● サービスを希望する理由を掘り下げてよりよい提案を

　介護サービスは「できないことを代わりに行う」面もあ

りますが、根幹には「利用者自身が自立した生活を送れるように支援する」ことがあります。

「なぜ買い物に行かれないのか」理由が絞り込めると、いろいろな手段やサービスを提案することができます。ヘルパーによる買い物代行がベストな場合もあるでしょうし、数百円の手数料で購入品を自宅に配達してくれるお店を紹介することで解決できる場合もあるでしょう。

● 理由を掘り下げるときにもきちんと説明

このときに注意したいのが、「買い物に行ってもらいたい」と希望しているのに、あえてそのサービスを希望する理由を聞くことで、利用者の心証を悪くする可能性があることです。ここでもきちんとした説明が必要です。「介護保険では、なぜそのサービスが必要なのかを計画書に記載しないと、サービスの利用ができないので、もう少しお話を聞かせてください」というように伝えます。

● サービス導入後の生活変化まで考えてサービスを提案

また利用者や家族が「使いたい」と言ってくるサービスが、必ずしも利用者のADL（日常生活動作）や生活に合うものとは限りません。

介護といえばベッドというような思い込みをしているケースも多いのですが、専門職は「ベッドを導入したらその人の生活がどのように変わるのか」までを考える必要があります。たとえば足の筋力が落ちてしまい家の中を這って移動している人の場合、布団をやめてベッドにすると、かえって転倒のリスクが発生したり、動きにくくなってしまったりすることがあります。

ベッドを入れるのではなく、這っていった先のトイレな

どに、立ち上がりをしやすくする手すりを設置したほうが、この人の安全かつ自立した生活を支えられる場合もあります。利用者の希望（デマンド）を丸のみしてニーズとしないよう気をつけましょう。

ポイント 利用者自身が気づいていないニーズもあります

アセスメントは利用者宅に入った瞬間から始まると述べましたが、玄関や廊下の壁の汚れ（手ずれの跡）にも着目しましょう。

段差がある場所（上り框（かまち）など）や体の向きを変える場所（扉の近くや曲がり角など）などに、手の跡がついていることがあります。たいていの場合、無意識に触っているのですが、もしここに手すりがついていれば、将来の転倒を予防できる可能性があるわけです。

でも提案する際くれぐれも、「壁が汚れていますね」とは言わないでくださいね。

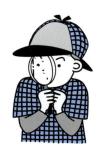

13 アセスメント23項目のポイントと聞き方のコツ

最終的には23項目すべてを確認する必要がありますが、順番は特に決めず、話を聞きやすい所からで構いません。また利用者本人以外からの情報も活用しましょう。

ポイント アセスメント23項目はしっかりおさえましょう

基本情報に関する項目	課題分析に関する項目
① 基本情報（受付、利用者等基本情報） 受付情報（受付日時、受付対応者、受付方法、相談者氏名・続柄など） 利用者の基本情報（被保険者番号、氏名、性別、生年月日、住所など） 利用者以外の家族の基本情報（家族構成〔成年後見人含む〕、緊急連絡先など） ② 生活状況 利用者の現在の生活状況 利用者の1日の活動状況 生活歴 ③ 被保険者情報 利用者の被保険者情報（介護保険） 医療保険、生活保護、身体障害者手帳などの有無（介護保険以外） ④ サービス利用状況 ⑤ 障害高齢者の日常生活自立度 ⑥ 認知症である高齢者の日常生活自立度 ⑦ 主訴 ⑧ 認定情報 ⑨ 課題分析理由	⑩ 健康状態 ⑪ ADL（日常生活動作） ⑫ IADL（手段的日常生活動作） ⑬ 認知 ⑭ コミュニケーション能力 ⑮ 社会とのかかわり ⑯ 排尿・排便 ⑰ 褥瘡・皮膚問題 ⑱ 口腔衛生 ⑲ 食事摂取 ⑳ 問題行動 ㉑ 介護力 ㉒ 居住環境 ㉓ 特別な状況

① **基本情報**

依頼を受けた時点で聞いておくことが多い項目です。

- 受付情報
  (受付日時、受付対応者、受付方法、相談者氏名・続柄など)
- 利用者の基本情報
  (氏名、性別、生年月日、住所など)
- 利用者以外の家族の基本情報　など
  (家族構成〔成年後見人含む〕、緊急連絡先など)

受付記録票などの書式には、この項目が網羅されていることが多いようです。アセスメントの際には、今後の主たる連絡先や連絡方法、緊急時の連絡先などの確認をしておくとよいでしょう。

② **生活状況**

利用者の現在の生活状況や生活歴などを記載します。

現在の生活状況はさほど苦労せずに聞くことができるでしょう。忘れがちなのが、利用者自身の1日の生活の活動状況です(朝何時に起きて朝食を摂るのか、そもそも朝食を摂るのか、昼間は何をして過ごすのかなど)。利用者の生活に即した介護サービスを計画するために必要な情報です。聞き取った内容は、週間サービス計画表(第3表 → P.102)に記載します。

どこで生まれ育って、どのような仕事をしてきたのか、家族との関係性がどうであったのかなど過去の生活歴は、初回アセスメントで聞ける場合と聞けない場合があるでしょう。もちろん、利用者をトータルで把握するためには必要な情報ですが、2回目3回目と会ううちに、少しずつ情報を増やしていく方法がふさわしい相手もいます。

過去の生活歴は興味本位で尋ねるのではなく、かつてしていたこと、楽しんでいたことを語ってもらうことで、もう一度できるように目標を立てることや、今後の生活のイ

メージをもってもらうことが目的です。

③ 被保険者情報
利用者の被保険者情報（介護保険、医療保険、生活保護、身体障害者手帳など）を記載します。

● 介護保険証

介護保険証の確認は必須です。コピーを取らせてもらう、情報を書き写す、携帯電話で写真を撮るなどの方法がありますが、下記のことを忘れないようにしてください。

> ☑ 預かる場合は介護保険証預かり証の交付をする
> ☑ 写真を撮る場合には必ず許可を取る

● 介護保険負担割合証と介護保険負担限度額認定証

介護保険負担割合証も確認します。負担割合が1割か2割か3割かでケアプランの立て方が変わります。介護保険サービスを利用している場合、介護保険負担限度額認定証の有無も確認しましょう。

● 他制度の保険証や手帳

介護保険証の確認と同時に、医療保険、生活保護、身体障害者手帳、被爆者手帳などの有無や情報を確認します。初回のアセスメントの時点では、すべての被保険者情報を収集する必要はありませんが、もっている保険証※の種類は把握しておきましょう。

※ 生活保護には保険証はありません。

④ 現在利用しているサービスの状況

　フォーマル、インフォーマルを問わず、現在どのようなサービスを利用しているかを確認します。ケアプランに記載する必要がありますし、サービス計画を作成するうえで重要な情報です。

⑤ 障害高齢者の日常生活自立度

　日常生活がどれだけ自立しているのかを示す指標で、自立～寝たきりまで9段階に分かれています。

　主治医の意見書を取り寄せて、どのランクかを確認します。一般的には、意見書や介護認定情報は、利用者と契約しサービス計画作成依頼届を保険者に提出してからでないと入手できません。初回アセスメント時にはこの箇所が埋められませんので、後日追記しましょう。

⑥ 認知症である高齢者の日常生活自立度

　認知症に関してどれだけ日常生活が自立しているのかを示す指標で、自立～最重度まで10段階に分かれています。こちらも主治医意見書で確認します。

Check チェック　介護保険証以外の保険証も一緒に見せてもらおう

　アセスメントの際には、介護保険証を必ず確認する必要があります。そのタイミングで「他にもこのような保険証をお持ちですか?」と聞いておくとよいでしょう。

　障害手帳や被爆者手帳、特定疾患の受給者証などの有無を確認しておくと、利用者の自己負担額を減らせたり、介護保険サービスだけでは必要なサービス量が確保できない場合に障害福祉や医療のサービスを併用したりできます。

⑦ 主訴

　利用者自身と家族の主訴（一番強く言いたいこと）や希望、意向などを記載します。ケアプランにも反映させるので、「また家族で旅行に行かれるようになりたい」「入院はもうしたくない。自分のうちにいたい」など、できるだけ本人たちが発した言葉や表現を書き留めておきましょう。

⑧ 認定情報

　介護保険証に記載されている情報を確認します。
- 要介護状態区分
- 審査会の意見とサービスの種類の指定
- 区分支給限度基準額
- 認定有効期間、など

　多くのケアマネジャーが介護保険証のコピーをファイルに綴じています。

⑨ 課題分析（アセスメント）理由

　どのような目的でアセスメントを実施したか理由を記載します。「初回介護計画の作成のため」「区分変更のため」「介護認定更新のため」などと書きます。

⑩ 健康状態

　利用者の現在の疾患、既往歴、治療の内容、服薬情報、主治医や通院状況など、医療に関わる情報を収集します。

　医療知識があまりないケアマネジャーの場合、アセスメント前に病名（新規依頼の際に情報を得られることが多い）をもとに、症状や治療、予後などの予備知識を身に着けておくと、適切な情報収集ができます。またアセスメントで聞き取りきれなかった既往歴や現在の病名などは、主治医

意見書で補足します。

⑪ ADL（日常生活動作）

寝返り、起き上がり、移乗、歩行、着衣、入浴、排泄などの日常生活動作についての情報を記載します。「できる」「できない」だけではなく、

- どのような環境ならできるのか
- できるけれど何らかの理由でしていないのか
- 日により違いがあるのか

なども併せて確認できると、より充実したケアプランになります。

⑫ IADL（手段的日常生活動作）

調理、掃除、買い物、金銭管理、服薬状況など、生活に関わる動作についての情報を記載します。ADL同様、「できる」「できない」だけではなく、

- どのような場面ではできるのか
- できるけれど何らかの理由でしていないのか
- したくないのか

なども確認するとよいでしょう。また、「かつてはしていたのか」「できていたのか」も併せて情報を得られれば、自立支援のためのケアプラン作成にとても有効です。

⑬ 認知

日常の意思決定を行うための認知能力の程度を記載します。単に物忘れがあるというだけでなく、どのような問題点があり、日常生活に支障があるのかを明らかにします。「見守りや声かけがあれば、〇〇ができる」などの情報はケアプランを作成するうえで非常に重要です。

⑭ コミュニケーション能力

意思疎通に関する項目です。視力や聴力、発語などについて記載します。「見える」「見えない」、「聞こえる」「聞こえない」だけではなく、

- ○○を使えば見える
- ○○の声は聞こえる
- 話はできないが、頷いたり首を振ったりすることでコミュニケーションが取れる

など、環境や状況による変化や、本人の行動などの情報も収集できるとよいでしょう。ケアプランを作成するためには、利用者自身の参加が必要ですので、コミュニケーションを取るための情報は重要です。

⑮ 社会との関わり

この項目は、ともすると後回しにしてしまいがちな部分かもしれません。

- 社会活動へ参加をしているかどうか
- 意欲があるのか
- かつてはしていたがやめてしまったのか
- やめた場合は何が理由なのか

などを記載します。閉じこもりや社会との断絶感など、心理的な面にも着目が必要です。

⑯ 排尿・排便

ADLの項目でも排泄についての情報を収集します。排泄動作だけでなく、

- 尿意・便意の有無
- 失禁の有無
- 排泄手段や介助方法

- 排泄のコントロール

などについて記載します。昼夜の状態の変化や、医療的処置の必要性の有無なども確認できるとよいでしょう。

⑰ **褥瘡・皮膚の問題**
- 褥瘡の有無
- 手当の方法
- 皮膚の清潔状況
- 褥瘡以外の皮膚トラブル

などについて記載します。爪の変形や白癬菌、爪切りの方法なども大事な情報です。

⑱ **口腔衛生**
- 歯や口の中の状態
- 清潔保持の方法や介助者
- 義歯の有無
- その他口腔内の問題

などについて記載します。ここは忘れがちな項目ですが、食事摂取や誤嚥性肺炎等にも大きな影響を及ぼしますので、しっかりと情報を収集しましょう。

⑲ **食事摂取**
- どのような食事形態で
- どのようにして
- どれだけ摂っているか（食事回数と量）
- 水分量はどうか

を確認します。食事の時間や内容なども聞き取りができるとなおよいのですが、初回アセスメントではそこまでは難しいかもしれません。ただし、食に関するサービスを位置

付けようとする場合は、好き嫌いや薬との関係で禁食となっているものも把握しておくことが必要です。

⑳ 問題行動

自宅での生活の継続や介護を困難にするような、
- 暴言暴行
- 徘徊
- 介護への抵抗
- 収集癖
- 火の不始末
- 不潔行為
- 異食行動

などについて記載します。日内変動や環境の変化による影響の有無、服薬との関係、相手による変化なども情報収集できると、ケアプラン作成にはとても有用でしょう。

㉑ 介護力

- 介護者の有無
- 介護者の介護意思
- 介護者の就労やその他の環境
- 介護者の負担感や体調

などを記載します。複数の介護者がいる場合、「金銭管理は同居の長男が行うが、買い物や通院の付き添いなどの日常的な支援は別居の長女が担当している」「兄妹の仲は良く、メールで連絡を取り合っている」など役割分担や主たる介護者が誰なのかも確認しておくとよいでしょう。

㉒ 居住環境

「自分で洗濯物を干しているが、庭へ下りる窓から地面

まで50cmの段差があり、転倒の危険がある」「車道から40mほど未舗装の道を歩かないと家に入れない。車いすの使用は難しい」など、住宅内の段差や床のすべりやすさなど危険箇所のほか、玄関から外へのアプローチの安全性や、自宅周辺の道路状況、住宅改修の必要性などについて記載します。簡単な間取り図も入れます。

マンションなど集合住宅の場合、エレベーターの有無やオートロックの開錠なども必要な情報です。

㉓ 特別な状況

「同居の長男が精神疾患のため、就労せず自宅にいる。親の年金をあてにして暮らしており、介護のために使えるお金がない」など、虐待やターミナル（終末期）などの文字通り特別な状況について記載します。

 医療情報は予習メモをもとに情報収集

医療情報は、アセスメント前に、どんな病気か、日常の生活上の注意点、薬の種類や頻度、合併症の種類などを調べ、確認すべき項目をメモしておきます。

アセスメントの際には、メモをもとに深く掘り下げます。確認する内容は疾病によって異なりますが、たとえば糖尿病の場合、食事については内容、カロリーの制限、医師の指示、誰がつくっているのか、などを聞きます。薬については、服薬は食前か食後か、経口か注射か、自己管理か介助が必要かなどを確認します。毎日血糖を測定する必要があるかも聞く必要があります。

また、合併症の知識も得ておけば、足の皮膚や爪の状態を確認したり、フットケアのための訪問看護を提案したりでき、よりよいケアプランにつながります。

14 入院先でのアセスメントの場合の注意

基本的にはアセスメントは利用者の自宅で行うこととなっていますが、退院を控えている場合などは、入院先でアセスメントを行うこともあります。

> **ポイント** 利用者を置き去りにしないことです

　病院でのアセスメントでは、ケアマネジャーは、利用者自身に尋ねるほか、医師や看護師、理学療法士（PT）や作業療法士（OT）などの医療の専門職にも意見を聞く場合があります。退院前カンファレンスが病院の主導で行われ、そこにケアマネジャーが呼ばれていくこともあるでしょう。

　そのような医療職が大多数の場面においては、ともすると利用者が置き去りになりがちです。また医療用語や専門的用語が矢継ぎ早に発せられ、利用者が不安に思うことがあるでしょう。

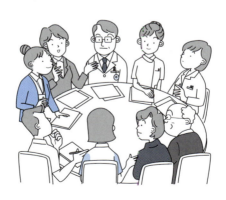

● **医療用語は一般の人にはわからない**

　ケアマネジャーはそのような様子を察知し、時には「今おっしゃった〇〇というのは、△△という意味でしょうか?」というように、利用者の通訳としての役割を担う必要があります。

　ケアマネジャーも経験を積んでいくうちに、ちょっとした医療用語は自ずとわかるようになりますが、医療職と同じように一般の人にはわからない医療用語を使って、アセスメントやカンファレンスを行わないように気をつけなくてはなりません。

● **主役は利用者です**

　主役であるはずの、利用者や家族が取り残されたり、居心地の悪い思いをしたりしないよう、ケアマネジャーは利用者と同じ目線に立つよう心掛けるとよいでしょう。

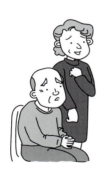
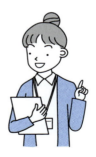

15 アセスメントから ケアプランの素案をつくる

アセスメントを進めていくと、その利用者に必要なサービスの種別や内容などが具体的になっていきます。

> **ポイント** アセスメントからサービスを位置付けます

「○○を解決するために、△△のサービスを使ってみてはいかがでしょうか?」「このサービスはご希望に沿っていると思いますよ」といったやりとりをしながらケアプランの素案をつくります。素案ができたら、実際にサービス開始となるまでの今後の進め方を説明します。

アセスメントでは利用者の生活リズムや1週間、1か月のサイクルなども聞き取りますので、何曜日の何時頃にそのサービスを位置付ける（割り当てる）とよいかを提案しやすいはずです。「水曜日に通院するのなら、火曜日に入浴しておくといいかもしれませんね」「ご家族が月木に来てくださるなら、ヘルパーさんは火金で頼んでみましょうか」などの提案ができるでしょう。

[事例1] 自宅でお風呂に入りたい86歳の男性
● アセスメントでの着目点

①利用者自身の身体能力
麻痺はないが加齢による足腰の筋力低下で、段差をまたいだり、滑りやすいところで踏ん張ることが難しい。

②浴室や家屋の環境
浴室入り口に30cmの段差があり、つかまる場所もない。浴槽も深くまたぐことは難しい。洗い場は広く、必要な用具を入れることは可能。介護者が介助するための

スペースも十分。
③ **介護力の有無**
80歳の妻と二人暮らしで、妻は入浴の介助は「2人で転んでしまうのが怖くてできない」と言う。

　これらの情報から、①については、リハビリの提案をしてみるのもいいでしょうし、②については住宅改修で手すりを付けたり、段差解消にすのこを入れたりするほか、福祉用具の購入（シャワーチェアや浴槽台など）も提案するといいでしょう。賃貸住宅などでも、大家さんが承知してくれれば、住宅改修工事が可能ですので確認します。
　③については、年齢的にも協力を仰ぐことは難しいので、他人が夫の介護に来ることへの抵抗感や負担感がないかの確認や、サービスのイメージを伝えることが必要です。

　ケアマネジャーが提案したのは、下記の4つです。

> ⒜ 住宅改修および福祉用具購入と訪問介護による自宅での入浴
> ⒝ 自宅浴室での入浴を行うため、訪問リハビリによる歩行やまたぐ動作の訓練
> ⒞ （自宅ではないが）デイサービスへ出かけて行っての入浴
> ⒟ 訪問入浴介護サービスの利用

　利用者と妻が選んだのは（d）を短期利用して、（a）と（b）を継続利用するという内容でした。
　このようにさまざまな視点から、複数のサービスの情報提供と提案をし、最終的に利用者自身にサービスを選んでもらう方法でケアプランを組み立てていきます。そのため、ケアマネジャーはサービスごとの特徴や具体的なサービス提供内容の知識をもっている必要があります。

［事例2］ニーズに気付いていない67歳の独居の男性

糖尿病と脳梗塞後遺症による左上下肢麻痺があり、外出先で倒れたり入退院を繰り返したりしている男性です。

● 利用者の希望＝ニーズ？？

「手が利かないから、掃除と洗濯をしてもらいたい」
「食べ物は近くのスーパーで買ってくるから大丈夫」
確かに家の中はごみが散乱していて、洗濯機もほこりをかぶった状態ですが、果たしてこの男性には掃除と洗濯が必要なサービスなのでしょうか？ 自宅には浴室がなく、入浴もあまりできていないようです。

● 血糖コントロールや食事に問題あり

実は入退院を繰り返している原因の1つが、食生活にありました。利用者は「何を食べれば血糖が上がるかわかっている」と言いますが、実際は血糖のコントロールが全くできていない状況です。服薬に関してもインスリン注射はかろうじてできていますが、定期的な受診はできておらず、何日も薬が切れた状態になることもしばしばありました。そのほか高血圧もあり、自分で買ってくるスーパーの惣菜やインスタント食品、ビールや焼酎などのお酒も問題です。

● 思いを引き出し、真のニーズを探る

そこで、ケアマネジャーはこう問いかけました。
「掃除と洗濯も必要だと思いますが、あなたにとって大切なことはほかにもあると思いますよ。この先どのような生活をしたいと思っていますか？」
利用者の思いは「もう入院したくない、ここで暮らしたい」とのこと。この言葉をきっかけに、ケアマネジャーが

根気よく説明をしていきます。

● ニーズを満たすために、必要なプランは？

入院しないためには、下記の①～③が必要です。

> ① 血糖や血圧のコントロールを始めとする病気の管理や適切な受診
> ② 日々の食事内容の見直しや飲酒の制限
> ③ 糖尿病という病気の特性上、体の清潔を保ち、皮膚の状態の観察をしていく

これらを1つずつ実現するために、ケアプランを組み立てていきました。

> ① 訪問看護の導入と介護タクシーの利用（受診時に次回の予約をする）
> ② 訪問介護による調理とカロリーに配慮した配食サービスの導入
> ③ 訪問介護による掃除、洗濯の導入と、デイサービス利用による入浴の機会確保

利用者本人の考えるニーズは必ずしも真のニーズではありません。そこのギャップを専門職による見立てで埋めることは、難しくもありますが、これぞプロの仕事といえるでしょう。

● 手書きでざっと書き込んだケアプランの素案

利用者名 **技評次郎** 殿				週間サービス計画表	
		月	火	水	木
深夜	4:00				
早朝	6:00				
午前	8:00	午前中ヘルパーさん 掃除・洗濯・買い物			ヘルパーさん
	10:00				
	12:00				
午後	14:00				
	16:00				訪問看護(血糖確認・体調確認・薬の確認) 午後
	18:00				
夜間	20:00				
	22:00				
深夜	0:00				
	2:00				
	4:00				

週単位以外のサービス	

作成年月日　　年　　月　　日

金	土	日	おもな日常生活の活動
			インスリン注射 朝食（おかゆ）
ヘルパーさん			
			インスリン 昼食（めん類）
			インスリン 夕食（ごはん類）

3 アセスメントでニーズを引き出す

ポイント ケアプランの素案を確認してもらいます

　アセスメントでは、利用者はさまざまな質問に答えたり、サービスについて説明や提案を受けたりします。後で思い返して「結局、何の話をしたんだっけ？」とわからなくなってしまうことも多々あります。ですから、アセスメント訪問の最後には、「今日はこのようなサービスを利用してみようということになりましたが、それで間違いないですか？」と確認します。

● 紙に書いて渡す

　口頭で説明するだけではあとでわからなくなってしまうことがありますので、P.88～89のように紙に書きましょう。

　書き方は箇条書きで「月曜日の午前中に訪問介護」としてもよいでしょうし、白紙の週間サービス計画書を持参し、そこにサービス内容や種別をさっと書き込んで渡してもよいでしょう。

● ケアマネジャーも同じ内容を持ち帰る

　いずれの場合も、ケアマネジャー自身も同じ情報を持ち帰れるように工夫しましょう。たとえばカーボン紙を持ち歩いて、利用者と自分用のメモを2枚一度に作成できるようにするとか、携帯電話のカメラ機能を使うなどでしょうか。

ポイント 今後の進め方について説明します

　アセスメントとケアプランの素案作成が済んだところで、その日の訪問は終わりとなるわけですが、必ず今後の進め方について説明してください。

　「これから持ち帰って、サービス事業者の手配をします。すべてのサービスを手配するのに3日ほどかかりますので、決まったらご連絡をします」「サービス事業所が決まってからサービス担当者会議をし、それからサービス開始となりますので、実際にサービスを利用できるのは1週間後ぐらいになります」といったように、

- 何にどれだけ時間がかかるのか
- これからどのような手続きをするのか

を伝えます。

● すぐにサービスを利用できるわけではないことを伝える

　利用者はすぐにもサービスを利用できると期待していることが多いので、ここできちんと手順を伝えておかないと「何もしてくれない」と不満が出たり、「ケアマネジャーが来ていろいろ聞いていったけど、それっきり連絡がない」と不信感をもたれたりします。

　ケアマネジャー自身も待たせているという感覚をもって、適宜進捗状況を伝えたり、時間がかかっている場合は、理由をきちんと説明する配慮が必要です。

認定情報、主治医意見書は必ず取り寄せる

利用者本人や家族からの情報はもちろん大事ですが、時として思い込みや勘違いなどもあります。認定情報や主治医意見書を必ず手に入れ、客観的な情報を得ましょう。

ポイント アセスメント情報を補足・確認できる書類です

認定情報や主治医意見書を取り寄せる方法や費用の有無などは、保険者により異なります。事前に確認しておきましょう。

● 認定情報

認定情報には、認定調査員が聞き取った体の動きや認知症の症状、介助の状況などの74項目が記載されています。利用者と対面してのアセスメントでは不十分だった情報や、聞き取れなかった情報を補足することができます。

● 主治医意見書

主治医の意見書は、要介護状態になった原因となる疾患名のほか、どのようなサービスが必要であるか、日常生活上の注意事項などが記載されていますので、内容をきちんと確認しましょう。

特に医療系サービスを位置付ける場合（通所リハビリ、訪問看護など）は、主治医の意見書に必要性が記載されているかどうかが大事なポイントとなります[※]。

※ 記載されていない場合でも、直接主治医に意見を聞くことでサービス導入が可能です。

●軽度者で福祉用具をレンタルする場合の注意

　要介護1以下では車いすやベッドなどの福祉用具レンタルをすることができません。アセスメントの結果、どうしても車いすやベッドが必要な場合には、例外給付（→P.139）という特例を利用することになりますが、その場合には主治医の意見書に用具の必要性が記載されているかどうかが重要なポイントとなります。

> **Check コピーや配布はできません**
>
> 　認定情報や主治医意見書はケアマネジャーが取り寄せて、ケアプラン作成の参考とすることは認められていますが、コピーして事業者や関係者に渡すことは認められていません。本人や家族の場合も同様です。
> 　病名などによっては、利用者自身に告知されていないこともありますので、ケアマネジャーが安易に見せるということのないようにしましょう。

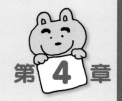

第4章

その人に合った
ケアプランをつくる

ケアプランの素案から原案への作成ポイント

アセスメントの結果、おおよそのサービス内容や種類、回数や時間帯などが浮かび上がってきます。アセスメントでできた素案をもとに、ケアプランの原案を作成します。ケアプランは第1〜3表、サービス利用票、サービス利用票別表を指しますが、第1〜3表を原案とすることが多いようです。

ポイント 生活リズムと生活時間に配慮します

● 利用者の生活リズムを把握する

サービスの曜日や時間帯を決める際には、利用者自身の生活のリズムを1日単位、1週間単位で知ることが必要です。

通院する曜日を避けるべきサービスもありますし、入浴介助のように通院日の前の日に入れたほうがよいサービスもあるでしょう。もちろん、人によっては入浴すると疲れてしまうので1日空けたほうがよいこともあります。

「掃除はごみの収集日の前がいいかな」「洗濯はデイサービスの翌日がいいのではないかな（入浴をしてくる場合、洗濯ものが出るので）」、なども考えられるとよいですね。

買い物のサービスの場合、近隣のお店の特売日が火曜日だから火曜日にしてほしいなど、利用者本人が希望することもあるでしょう。

● 時間軸で生活を見る

時間軸で生活を見ることもとても大切なポイントです。人それぞれ、生活のスタイルやリズムが違います。昔は「年寄りは朝が早い」なんて言われていましたが、最近は朝がゆっくりの人も増えています。

朝が遅い人の場合、たとえば掃除や洗濯のサービスのた

めに朝の10時にヘルパーが訪問するのはあまり歓迎されないかもしれません。一般的には洗濯は乾かすことまで考えて午前の早めの時間に設定するかもしれませんが、人によっては訪問時間が「早すぎる」可能性があります。

反対にごみ出しが必要な場合、その地域のごみの回収時間を把握し、その時間に合わせたサービスが必要になります。

● 利用者の生活に即したケアプランをつくる

このように利用者ごとにサービスが必要な曜日や時間は異なりますので、十分な情報収集が必要です。

ある程度生活に即したケアプランをつくることができれば、後日サービス開始後にケアプランの練り直しや再作成の必要性も減ります。最初のひと手間をかけておきましょう。

● サービス提供枠の少ないものから曜日を割り振る

そうはいっても、素案の時点ですべてのサービスをきっちり決めてきてしまうと、事務所に戻っていざサービス事業所の手配をしようとしたら、にっちもさっちもいかなくなってしまうことがあります。

その地域ごとにサービス提供数が少ないものや、あまり事業者が多くないサービスの場合は、「火曜日か木曜日」など、候補日を多めに設定しておくことがポイントです。

それぞれのサービスごとのポイントでも述べますが、全体のサービス時間や曜日を決める際には、サービス提供枠の少ない事業所から決めていくとよいでしょう。

● 居宅サービス計画書（第1表）

原案 ← サービス担当者会議をして利用者に承認をもらうまでは「原案」です。

居宅サービ…

利用者名　　技評次郎　　　　殿　　　　生年月日　R××年○○月△△日

居宅サービス計画作成者氏名　　サービス花子　　　　　　　　初回居宅サー…

居宅介護支援事業者・事業所名および所在地

居宅サービス計画作成（変更）日　R××年○○月△△日

認定日　　年　　月　　日　　　　　　認定の有効期間　　年　　月　　日

要介護状態区分	要介護1　・　要介護2　・　要介護3　・　要介護4
利用者および家族の生活に対する意向 （できるだけ本人の言葉で書きます）	ご本人：ヘルパーさんや看護師さんが来てよくしてくれ しているが、骨折した右肘がほとんど動かず、 いったことについてはヘルパーさんに手伝って 病気については大体自分でわかっているので、
介護認定審査会の意見およびサービスの種類の指定	なし ← 保険証に特に記載されていなければ「なし」と書きます
総合的な援助の方針	今までひとりで生活してこられましたが、右腕骨折や糖 準備や掃除洗濯等の日常生活を援助し、ご自分でできる 状や体調の安定を図ります。 緊急時連絡先：○○生活福祉課 　　　　　　　　○○診療所
生活援助中心型の算定理由	①一人暮らし　2. 家族等が障害、疾病等　3. その

生活援助を一部でも位置付けるなら（身体2生活1など）、必ずチェックします

私は、この居宅サービス計画書について説明を受け、内容に同意し、これを受領しまし

)　　　　　　　　　　　　　　　　　　　作成年月日　　年　月　日

初回・紹介・⦿継続　　⦿認定済・申請中

4 その人に合ったケアプランをつくる

_____

月　日

の生活には不自由していない。なるべく自分のことは自分でしようと思って努力
入らないので食器を割ってしまったり、洗濯物が干せなかったりするので、そう

関してはあまり心配していない。

> この日付は
> 揃えること

が続き、おひとりでの生活が困難になりました。訪問介護サービスにより食事の
ていただきます。また、服薬や日常生活の管理を受けることで（訪問看護）、病

2以外は具体的な理由を書きます　　　　　　　）

年　月　日　　利用者（代理者）氏名　　　　　　印

● 居宅サービス計画書（第2表）

居宅サービ

利用者名 技評次郎 殿					
生活全般の解決す べき課題（ニーズ）	目標				
	長期目標	（期間）	短期目標	（期間）	
バランスのよい食事を摂る	体重・体力が回復する		病状にあった食事を自分で準備して食べる		食材・調 簡単な 焼いた
ひとりで出かけることができる	自宅にこもりきりにならず、出かける楽しみをもつ		近所の商店へ行ったり、通院をしたりすることができる		転倒に ど遠方 用する
住環境を整える	清潔な環境を維持する		動きやすく清潔な環境を整える		掃除や する
病状の安定を図る	病状が悪化せず、在宅生活を継続することができる		自身で健康管理をする		定期的 食事、服 必要な
週に1〜2回は入浴したい	身体の清潔を保持し、感染症や新たな疾患を予防する		安全に入浴することができる		入浴の

優先順位 高 ← → 低

> 短期目標（実現しやすい目標）を更新していくことで、最終的に長期目標に達するというイメージ

※1「保険給付の対象となるかどうかの区分」について、保険給付対象内サービス

(2)

> 介護保険で給付されるものに○をつけます

作成年月日　　年　月　日

4 その人に合ったケアプランをつくる

		援助内容			
容	※1	サービス種別	※2	頻度	期間
購入する	○	訪問介護	○○訪問介護事業所	3／週	
くったり、魚をする		本人		毎日	
うにし、通院なずタクシーを利		本人	利用者自身が行うことも入れておきます	必要時	
始末等を実施	○	訪問介護	○○訪問介護事業所	3／週	
		病院(通院)	○○診療所	1／月	
状況を把握し、連携を行う	○		○○訪問看護ステーション	1／週	
りをする		友人		適宜	
的に書き			インフォーマルサービスも入れましょう		

○印を付す。　※2「当該サービス提供を行う事業所」について記入する。

● 週間サービス計画表（第3表）

週間サービス計画表

利用者名 **技評 次郎** 殿

		月	火	水	木
深夜	4:00				
	6:00				
早朝					
	8:00				
午前	10:00				
	12:00	訪介 (買い物・片付け・掃除)		訪介 (買い物・片付け・掃除)	
	14:00				
午後	16:00			訪看 (服薬管理・健康チェック)	
	18:00				
夜間	20:00				
	22:00				
	0:00				
深夜	2:00				
	4:00				

週単位以外のサービス	○○診療所受診（1／月） 入浴の準備・声かけ・見守り（友人　適宜）

> インフォーマルサービスも記載しておきます

作成年月日　　年　月　日

金	土	日	おもな日常生活の活動
			利用者の生活サイクルを理解しておきましょう
			起床
			食事
訪介 (買い物・片付け・掃除) ⇔			食事
			利用者の生活サイクルとサービスの時間が合っているか確認しましょう
			食事
			就寝

4　その人に合ったケアプランをつくる

103

18 訪問介護（ホームヘルプ）

ここからは、サービスの種類ごとに、位置付け（割り当て）の注意点や依頼の方法を説明します。

ポイント 最も利用の多いサービスです

訪問介護サービスは、利用者宅で家事や介護を行うサービスです。自宅で生活していくために必要なサービスを提供するので、他のサービスと比べると、頻回かつ複数日位置付けることが多いのが特徴です。ケアプランに位置付ける際は次の点に注意しましょう。

● 1日に複数回のサービスを位置付ける場合

☑ 概ね2時間以上の間隔を空けていますか？

● ケース1　サービス間隔が2時間未満の場合は合算する
（通称2時間ルール）

| 身体介護
20分以上30分未満
25分 (a) | →2時間未満
（合算する）→ | 身体介護
20分未満
15分 (b) | →2時間以上
（合算しない）→ | 身体介護
20分以上30分未満
25分 (c) |

次の訪問介護費を算定
① 30分以上1時間未満　(a) + (b) = 387単位
② 20分以上30分未満　(c) = 244単位

● ケース2　サービス間隔が2時間以上の場合は合算しない

| 身体介護
20分以上30分未満
25分 (d) | →2時間以上
（合算しない）→ | 身体介護
20分未満
15分 (e) | →2時間以上
（合算しない）→ | 身体介護
20分以上30分未満
25分 (f) |

次の訪問介護費を算定
① 20分以上30分未満 (d) 及び (f)　244単位×2回
② 20分未満 (e)　163単位

厚労省資料より作成

訪問介護サービスの間隔が2時間以上空いていない場合は、2つのサービス時間を合算した単位数となります。

※ 通院等乗降介助と短時間頻回サービス（コード名：身体02）を除く。

● 頻回の短時間サービスを位置付ける場合

> ☑ サービス担当者会議で「概ね1週間に5日以上、頻回の訪問を含む所要時間が20分未満の指定訪問介護が必要であると認められ」ましたか？

頻回（サービスの間隔が2時間空かない）の短時間サービス（コード名：身体02）を位置付ける場合は、排泄介助等の毎日定期的に必要となるサービスが必要かどうかを確認し、サービス担当者会議録に記載しましょう。

※ 要介護1、2の場合は、認知症（日常生活自立度のランクⅡ、Ⅲ、ⅣまたはMに該当）であること、要介護3～5の場合は障害者の日常生活自立度B～Cであることが要件ですので、主治医の意見書にて確認しましょう。

3. 心身の状態に関する意見
(1)日常生活の自立度等について
・障害高齢者の日常生活自立度(寝たきり度)　□自立　□J1　□J2　□A1　□A2　□B1　□B2　□C1　□C2
・認知症高齢者の日常生活自立度　　　　　　□自立　□Ⅰ　□Ⅱa　□Ⅱb　□Ⅲa　□Ⅲb　□Ⅳ　□M

また、確認した旨を担当者会議録に記載しておきます。
このサービスは提供できる事業所が限られているので、事前に確認が必要です。

> ☑ 1か月の訪問介護サービス全体の単位数が「定期巡回・随時対応型訪問介護看護費（Ⅰ）（訪問看護サービスを行わない場合）」以下になっていますか？

　定期巡回・随時対応型訪問介護看護Ⅰは介護度によって月ごとの単位数（1か月定額）が異なります。この単位数を超えて、頻回な訪問介護サービスを利用する場合には、自費となります。

介護度	月ごとの単位数
要介護1	5,446単位
要介護2	9,720単位
要介護3	16,140単位
要介護4	20,417単位
要介護5	24,692単位

● 介護タクシーのサービスを位置付ける場合

> ☑ 算定は通院等乗降介助ですか？　身体介護ですか？

　介護タクシーは受診や投票、デイサービスなどの見学時に利用できますが、サービスの使い方が少々ややこしいので注意が必要です。
　なお、自宅を起点とすることが原則ですが、令和3年の報酬改定で2か所以上の病院間の移動も可能になりました。

①通院等乗降介助で算定する場合
　介護タクシーのドライバーが、自分が運転する車への乗り降りの介助をします。片道で97単位の介護保険の算定と、タクシーとしての運賃がかかります。
　あまり一般的ではありませんが、外出に関係のない家事

（生活援助）を行った場合、生活援助の算定と通院等乗降介助の算定ができます。

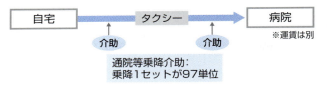

②身体介護で算定する場合

　介護タクシーのドライバーが、要介護4または5の利用者の外出に必要な介助を乗車前後にする場合は、所要時間が20〜30分以上の場合は身体介護、20分未満の場合は通院等乗降介助で算定します。タクシーとしての運賃も別途かかります。

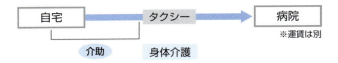

③一般のタクシーと同様に利用する場合（介護保険外）

　最近ではこの形態が一番多いかもしれません。介護保険サービスを利用せず、高齢者向けの車両や介護の資格をもったドライバーによる、一般のタクシーと同様の運賃での送迎です。

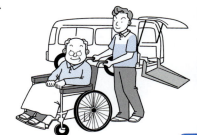

Check 介護タクシーでは病院内の付き添いは頼めない

　介護タクシーを利用する場合に注意しなくてはならないのが、あくまでも通院のための移動（自宅⇔病院）についてのみのサービスで、病院内の移動や受診の付き添い、支払いは頼めないという点です。

　事業所によっては自費で院内の付き添いをしてくれるところもありますが、病院内で何らかの支援が必要な利用者の場合は、別途介護者を手配します。訪問介護員（ヘルパー）を頼むことも多いのですが、病院内は原則として※介護保険が適用されないので、自費となります。費用がかかることに注意しましょう。

※ 病院内は医療保険の管轄のため、介護保険によるサービスは行えませんが、病院が介助を必要とする利用者（患者）のケアができないと表明した場合は、保険者との相談で介護保険による介助が行えることもあります。

Check 生活援助サービスの回数に制限

　2018（平成30）年の法改正で、生活援助中心型サービス（サービスに家事が含まれるもの）の回数に上限を設定することとなりました。

　全国平均回数をもとに、国が決めた基準を上回る回数のサービスを利用したい場合には、ケアマネジャーが市区町村にケアプランを届け出ることが義務付けられます。

　その後、地域ケア会議等でサービスの必要性の検証をし、必要に応じケアプランの是正を求めることとなっています。

要介護度	要介護1	要介護2	要介護3	要介護4	要介護5
基準回数	27回	34回	43回	38回	31回

● 生活援助を位置付ける場合

> ☑ ①独居②家族が障害③その他の理由がありますか?

　生活援助を位置付ける場合は、第1表(→P.98)の「生活援助中心型の算定理由」に必ずチェックをしましょう※。

※ 身体2生活1でも「生活援助中心型」です。

①一人暮らし(独居)

　独居の判断については、保険者により範囲が異なるようです。二世帯住宅や同じ敷地内はどうなのかなど、保険者ごとの判断基準に照らし合わせて確認する必要があります。

　日中独居というケースも多いのですが、その場合もきちんとしたアセスメントに基づき保険者に相談してから、位置付けをしましょう。ただし、代替サービスの検討(配食サービス、ネットスーパーなど)が前提です。

　また、生活援助の中でも食事に関することは、位置付けが可能となることもあります。

②家族等が障害、疾病等

　家族等が障害という条件は、たとえば夫婦二人暮らしでは、配偶者も要介護(要支援)認定を受けている場合が対象となります。子供が同居しており、何らかの障害(心身どちらでも)がある場合も対象となります。

③その他

　その他が一番難しいかもしれません。その他として認められる内容かどうかは、保険者への確認が必要です。また具体的な理由をかっこ内に記載する必要がありますが、本人や家族等も目にしますので、表現には気配りをしましょう。

● サービスが計画通りに提供できない場合の対策

> ☑ 利用者の体調や天候によりサービスの内容が変わる可能性がありますか？ その場合、代替プランを載せてありますか？

通院や買い物同行、入浴などは、計画通りにサービスを提供できないことも多くあります。

● 入浴介助

入浴介助を1時間の身体介護（コード名：身体2）として位置付けている場合、本人の体調や気分により清拭のみ（コード名：身体1）となることがよくあります。でも、原則はケアプランに沿ったサービス提供であるべきなので、現場のヘルパーの自己判断で清拭にするのは間違いです。

とはいえ、サービス時間にケアマネジャーが常に在席し、ヘルパーからのサービス内容変更についての相談に対応できるわけではありません。ですから、変更内容についても、あらかじめ第2表（→P.100）の「サービス内容」に載せておくことをお勧めします。

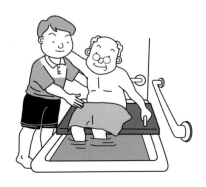

● 買い物同行

　また買い物同行についてはもっと慎重にプランをつくる必要があります。よくある例では、本来本人が買い物をするために付き添う（身体介護）サービスなのに、天候不良や本人の体調不良などで、ヘルパーが一人で買い物に行く（生活援助）ことになるというものです。

　身体介護を現場の判断で生活援助に変えることは、本来あるべきではないので、前述の入浴介助と同様、身体介護ができない場合は生活援助にする旨、きちんと第2表（→P.100）の「サービス内容」に入れておきましょう。

［例］スーパーまで車いすを押していき、買い物を介助する。天候不良や本人の体調不良の際は、ヘルパーによる買い物代行（生活援助）とする。

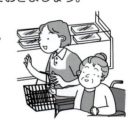

● 代替プランをつくる場合の注意

　代替プランをつくる際は、もともとのサービスと全く違うサービスを位置付けてはいけません。「入浴ができなかったから、代わりに掃除をしました」などと報告が上がってくることもありますが、これはケアプランにないサービスですし、ニーズとも異なります。そのままサービス費用が支払われるよう手続きすることはやめましょう。

ポイント　訪問介護サービスを位置付ける前に

● 事業所へのサービス依頼はまず電話

　具体的なサービス内容、時間帯、理由、ヘルパーに希望

することなどを伝えましょう。事業所により、依頼書の書式があったり、ケアプランの提示が必要だったりします。

まず電話を入れて、どのように利用申し込みをすればよいか尋ねてみましょう。電話でそのまま受け付けてくれるところもありますが、最近では少数派のようです。

● 訪問介護サービスの区分は「老計第10号」で確認

「老計第10号」と呼ばれる、訪問介護におけるサービス行為ごとの区分等について示された文書があります。

「入浴の一連の動作とは、浴室浴槽の準備に始まり、入浴後の体調確認、ヘルパーの身支度までを含む」といった内容で、サービス行為を細かく規定しています。これを知らないと、入浴介護を「身体1生活1(入浴は身体介護で30分、浴槽の洗浄や片付けは生活援助で30分)」と位置付けてしまいそうですが、正解は「身体2(一連の動作すべてが身体介護)」となります。

自立支援のための身体介護についても、どのような内容なら算定可能かをよく確認しておきましょう。

● 事業所加算の有無を確認

事業所によっては、特定事業所加算や処遇改善加算を取得しています。どちらも利用者の負担額に影響がある部分ですので、必ず確認してください。情報を提示したうえで、利用者に選択してもらいます。金額を取るのか、サービスの質を取るのかは難しい選択ですので、ケアマネジャーの経験に基づくアドバイスが必要でしょう。

19 訪問看護

訪問看護サービスは、何らかの医療処置が必要な場合や、服薬の管理や生活指導、家族等への支援や指導、病状や体調の管理などが必要な場合に位置付けます。

> **ポイント** 早めの導入を検討しましょう

● **重度者だけが対象ではない**

要介護度が重い人が利用するサービスと思っている人もいますが、慢性疾患や体調変化のリスクがある人や、日頃の状態観察などが必要な比較的軽度者にも有効なサービスです。

病状の悪化を予防したり、悪化の予兆を早期発見して適切な受診や治療につなげたりする役割もあります。

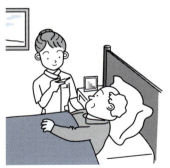
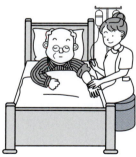

● 提供数が少ないので、先に依頼する

　近年訪問看護ステーション数は増えてきましたが、看護師が５名未満という事業所が多いようです。つまり、一事業所あたりのサービス提供枠がさほど多いわけではありません。

　複数種類のサービスを位置付ける場合は、できるだけ訪問看護のように提供枠の少ないサービスから依頼していきましょう。看護サービスの曜日や時間を決めてから、それ以外の日時に他のサービスを組むという方法です。

● 希望の日時は大まかに

　前にも述べましたが、利用者とサービスを組み立てる時点で、訪問看護の曜日や時間をきっちり決めてしまわず、「○曜日か△曜日の午後」くらいの大まかなところに留め、訪問看護ステーションに依頼するとよいでしょう。そうすればステーションでも、「何時なら行かれる」とか「何曜日なら大丈夫」などと検討してくれます。

● 祝祭日の営業を確認

　また、祝祭日は休むのか通常通りサービスをするのかも事前に確認しておきましょう。祝日は営業しないステーションの場合、たとえば月曜日のサービスを依頼すると、毎月のようにサービスが行われない週が発生することになりかねません。

　他の曜日に振替できればよいのですが、確実に可能ともいえないでしょうから、毎週定期的にサービスを提供してもらいたければ月曜日を避けるのが無難です。

● 他サービスとの兼ね合い

　他のサービスとの兼ね合いも考えたいところです。定期的な受診（訪問診療でも外来受診でも）と続けて訪問してもらうか、間を空けるかなども大事な点です。

　体調の管理や観察、医療処置などを依頼したい場合には、訪問看護を受診の日と離れた曜日にしたほうがよいでしょうし、薬の管理や仕分けなどをお願いしたければ、受診の次の日にすると効率的でしょう。

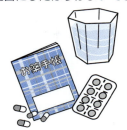

ポイント　訪問看護ステーションについて確認したいこと

　訪問看護ステーションの選び方にもポイントがあります。

● 依頼内容に合った体制の事業所か

　定期的な健康チェックや服薬管理を依頼したいか、急な体調変化の可能性があるか、医療的処置があるかなどによって、お願いするステーションを変えることがあってもよいでしょう。

　たとえば24時間体制のステーションに、薬の管理や定期的な体調管理をお願いするのは間違いではありませんが、これらは24時間体制でなくても可能です。逆に体調の波があったり急変の可能性があったりする利用者に、平日の9時から5時までのステーションを紹介するのはちょっと不安です。

　事前に近隣のステーションごとの営業日や時間、看護師

や理学療法士（PT）・作業療法士（OT）の人数などを調べておくとよいでしょう。

● **事業所ごとの特徴を知る**

またステーションごとにカラーというか、看護師のタイプが異なっている場合もあります。認知症の対応が得意な看護師が多い、医療依存度が高いケースでも大丈夫、フットワークのよい看護師が多いなど、さまざまなステーションがあります。この辺りは先輩や同僚から情報を集めておくとよいでしょう。

● **主治医との連携も要チェック**

当然のことながら、訪問看護を依頼するには主治医の指示書が必要です。主治医に「連携しやすいステーションがあるか」聞いてみるのもお勧めします。時には「ここでないとダメ」と指名する医師もいますし、医師から直接ステーションに依頼するケースもあります。

一般的に、総合病院の医師はケアマネジャーに任せることが多いのですが、地域の開業医は自身で決めたがる傾向があるようです。

● **訪問リハビリもお願いできる**

訪問看護ステーションに依頼するのは、看護師による訪問看護サービスだけではありません。理学療法士や作業療法士が在籍しているステーションなら、リハビリテーションをお願いすることもできます（コード名：訪看15）。

訪問リハビリステーションが地域にたくさんあればよいのですが、あまり多くはないという現状から、訪問看護ステーションにリハビリをお願いすることもあります。同じ

訪問看護ステーションから、看護師とPT・OTが訪問してくれれば、利用者の状態が把握しやすく共有もスムーズです。利用者にとっても契約する事業所が少なくて済みますので、検討してもよいでしょう。

訪問看護ステーションでリハビリを受けるメリットは、病院の外来でリハビリを受けている人も併用できること、通所リハビリテーションとの併用も問題がないことなどです。

訪問看護ステーションのPTやOT、STによるリハビリを受ける場合も、定期的にそのステーションの看護師の訪問とアセスメントが義務付けられています。看護師訪問の頻度や時間数は定めがありませんが、1〜3か月に1回とする事業所が多いようです。訪問時に訪問看護費の算定を求められることがあるので、その事業所がどのような体制なのかを確認し、利用者へ事前説明する必要があります。

※ 訪問リハビリテーションの場合、基本的には外来リハビリテーションや通所リハビリテーションなどとは併用できません。

Check 在宅看取りにおける24時間ルール

自宅で最期を迎えたいという希望は増えていますが、その際に必ずといっていいほど、「自宅で亡くなると警察沙汰になって大変だからやめたほうがいい」と言う人が出てきます。

自宅で看取りをする場合、訪問診療で継続した治療や観察を受けていればこのようなことはありません。最後に診察を受けてから厳密に24時間以内でなくても、主治医が自宅に来て死亡診断書を書くことができますので、警察がやってくるとか解剖※をするということにはなりません。

※ 解剖を行う場合、費用は遺族が負担することになります。

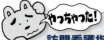

訪問看護指示書の扱いは要注意!

訪問看護ステーションに依頼する際は、主治医の指示書が必要です。ケアマネジャーが医師から指示書を預かることも(退院のケースなど)ありますが、封がされていることがほとんどです。勝手に中を開けて見てはいけません。実際に、勝手に開封してコピーを取ったことを訪問看護師に叱られたケアマネジャーがいます。

訪問看護指示書はあくまでも主治医から看護師への指示ですので、たとえ医師に指示書を依頼したケアマネジャーでも許可なく開封(ましてコピーなど)しないようにしましょう。

緊急連絡先に電話したら怒られた!

24時間体制の訪問看護ステーションの場合、緊急時の連絡先(携帯電話の番号)を書いたものが利用者宅に貼ってあったり、電話のそばに置いてあることがあります。この緊急時連絡先を控えておいて、ケアマネジャーが電話をしたら、「どこでこの番号を知ったのか!」と怒られたケースがあります。

緊急対応の必要な利用者にだけ知らせている番号であること、その携帯電話には対象となる利用者宅の電話番号だけが登録されていて、登録外の番号から電話がかかってくることを想定していなかったなどの理由からです。

自宅での看取りなのに救急車を呼んでしまった!

24時間体制の訪問看護ステーションを利用していた利用者の例です。訪問時に「呼吸をしていない」というヘルパーからの報告を受け、サービス提供責任者が救急車を要請したケースがありました。

救急車が到着した時点で死亡が確認されたため、警察が介入することとなり、司法解剖をする事態となりました。

事が大きくなって、このサービス提供責任者は訪問看護ステーションの看護師に、かなり厳しく叱られました。

というのも、実はこの利用者については、自宅での看取りを想定しており、緊急時は訪問看護ステーションに連絡し、訪問看護ステーションから主治医に連絡を取り、主治医が死亡診断書を書くというフローが決まっていたからです。

ケアマネジャーがサービス担当者会議等で、このフローを周知しておかなかったことが最大の問題です。第1表（→P.98）「総合的な援助の方針」にも、このような緊急時の対応方法についてはきちんと載せておきましょう。

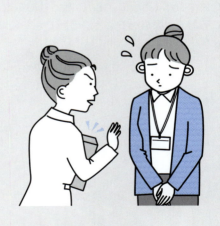

20 通所介護（デイサービス）、通所リハビリテーション（デイケア）

複数の高齢者が1箇所に集まって、集団でレクリエーション活動をしたり、個別のケアを受けたりできます。

> **ポイント** 外出の機会が増え、家族も安心

　日中一人で過ごす人や、外出の機会が少ない人などに勧めることが多いサービスです。まとまった時間、安全に過ごせるというメリットがあるので、認知症の人にも向いています。

　サービス利用時間中は、体調のチェックをはじめ、排泄介助や食事（施設による）、水分補給などのケアも受けられるので、家族の安心という面でも人気のあるサービスです。

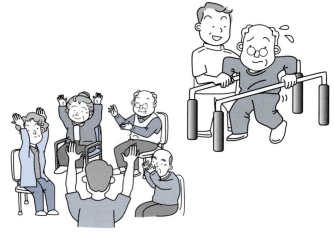

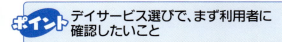

ポイント　デイサービス選びで、まず利用者に確認したいこと

何が目的なのかをはっきりさせ、数あるデイサービスの中からできるだけ利用者に合ったところを選びたいものです。いくつかポイントがあります。

☑ 入浴をしたいのか

入浴については、個浴か集団浴か、機械浴が必要なのかも確認が必要です。入浴がいっぱいで、「デイサービスに参加することはできるけれど、入浴は空き待ち」ということもあります。

☑ 長時間利用したいのか

利用時間は半日のところもありますし、8時間以上9時間未満という長時間のところもあります。

☑ リハビリをしたいのか

デイサービスでもリハビリ特化型のところがあります。パワーリハと呼ばれるマシンを使った筋トレ、集団体操、PTやOTなどの専門職による個別リハビリと、内容はさまざまです。具体的にどのようなリハビリが必要なのかによって、依頼先は変わってきます。

☑ 食事の提供は必要か

長時間過ごすデイサービスでは食事を提供しています。一人暮らしの利用者など、デイサービスでのみ栄養バランスのとれた食事を摂れるというケースもあります。多数派ではありませんが、夕食用の弁当の持ち帰りサービスをし

ているところもあります。

　食事はその場で調理しているところ、半既製品を温めたり解凍したりしているところ、近隣の弁当業者から取り寄せているところなど、さまざまあります。

　食事については、それぞれ利用者ごとに期待する点や求める質や内容が異なりますので、きちんと聞き取っておきましょう。特に病状やADLによって、食事の内容や形状に配慮が必要な利用者の場合、個別に対応できるか確認する必要があります。

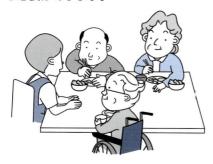

Check チェック　食費は実費がかかります

　昼食や夕食が出る場合、費用は利用者が全額負担することになります。デイサービスの利用料自体は1割から3割負担ですが、食費も計算に入れておかないと、請求書が来てビックリするということになりかねません。忘れず、利用者に説明しましょう。

ポイント 通所リハビリテーションが適している場合も

　デイサービスでも通所リハビリテーション（デイケア）に遜色ないリハビリを実施する事業所もありますが、利用者によっては「デイサービス＝宅老所」のイメージをもっていて、うまくサービスにつなげられないこともあります。

　リハビリをしに行くことを前面に出して、利用者をその気にさせるのなら、通所リハビリテーションを利用するほうがスムーズかもしれません。

● 通所リハビリテーションには主治医の意見が必要

　ただし通所リハビリテーションを利用する場合、主治医が必要性を認めているか確認する必要があります。主治医意見書にサービスの必要性を記載する箇所があるので、まずそこを確認しましょう。

(5)医学的管理の必要性(特に必要性の高いものには下線を引いて下さい。予防給付により提供されるサービスを含みます。)			
□訪問診療	□訪問看護	□看護職員の訪問による相談・支援	□訪問歯科診療
□訪問薬剤管理指導	□訪問リハビリテーション	□短期入所療養介護	□訪問歯科衛生指導
□訪問栄養食事指導	□通所リハビリテーション	□その他の医療系サービス（　　　）	

　意見書に記載がない（チェックがされていない）場合は、主治医に意見を求める必要があります。医療系サービスはすべてこの手順を踏むことになります。

Check チェック　書面でなくても大丈夫

　主治医にサービスの必要性の有無を尋ねる際は、特に書面である必要はありません。書類を書いてもらうと文書料が発生し、利用者の負担となることもあります。口頭で確認し、それを支援経過やサービス担当者会議録などに記載しておけばよいのです。

> **ポイント** デイサービスの事業所について確認したいこと

☑ 実際に参加している利用者の雰囲気とレクレーションの内容はどうか

　男性が多いのか、女性が多いのか、認知症の人が多いのか少ないのか、日中のレクレーションの内容がどうかなど、自分が担当している利用者がどのような雰囲気の場所なら馴染めそうか考えましょう。軽度者の多く集まるデイサービスに認知症の症状が重い人が入って馴染めるのか、周囲から浮いてしまわないかなど、想像してみてください。

　レクレーションについては、それぞれの施設で特徴があるところです。外出レクがある、家庭菜園をしている、マージャンや囲碁将棋ができる、カラオケがある、映画が見られる、脳トレのような勉強をするプログラムがある、習字や手芸ができるなど、さまざまです。利用者の好きなこと、関心があること、得意なことを聞いて、楽しんで参加できるようマッチングしましょう。

☑ 見学やお試し利用はあるか

　いわゆるお試し利用は、できるところとできないところがありますが、まず、利用者自身に足を運んでもらえるよう工夫してみましょう。見学のための送迎をしてもらえるところも多くありますし、事前に予約すれば食事の試食ができるところもあります。

☑ 送迎の方法や時間帯はどうか

曜日によっては、利用者宅の方面に送迎ルートが組まれていないことや、車いす用車両がいっぱいで乗れないことがあります。利用の曜日を決める際は、その点にも注意が必要です。

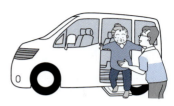

☑ 利用したい曜日に営業しているか

基本的には利用者自身の生活リズムや希望に合わせて利用する曜日を決めればよいのですが、デイサービスによっては祝祭日に休むところも、土日も営業しているところもあります。

デイサービスでしか入浴できない利用者の場合は、なるべく祝祭日等で休むことがないところを選ぶほうがよいでしょうし、祝祭日は家族がいるなら、祝祭日は休みのデイサービスでもよいでしょう。

通所リハビリテーションは、通所介護にくらべ祝祭日を休みとするところが多いようです。入浴やリハビリ等を欠かしたくないなら、祝日となりやすい月曜日を最初から外すなども工夫のしどころです。

● お泊りデイについて

昼間は一般的なデイサービスで、そのまま泊まることができる通称「お泊りデイ」というものがあります。自宅で

生活が難しい場合や、入所の順番待ちなどの場合には便利なサービスです。

なお、泊りに関する部分は介護保険外ですので、料金設定やサービスの内容などは施設ごとに自由に設定できます。利用する場合は、実際に寝泊まりする部屋を見学するなどして、事前にきちんと情報を確認するようにしましょう。

● 認知症対応型通所介護

認知症対応型通所介護は、認知症の利用者には、少人数で過ごせたり、個別の対応をしてくれたりするのでお勧めです。ただし、地域密着型サービスなので、事業所の所在地と利用者の住所が合致していることが前提です。

事業所や保険者によっては、協議のうえ隣接した他市区町村の住民も利用できる場合もあります。近隣に適切なサービスがない場合は、保険者に相談してみることをお勧めします。その他の地域密着型通所介護も、利用できるかどうか確認を忘れないようにしましょう。

> ### Check デイサービスでサービス担当者会議をする場合
>
> 初回サービスの日にデイサービスでサービス担当者会議を開催したり、介護認定更新時のサービス担当者会議をデイサービスの場所を借りて行ったりすることがありますが、サービスの提供時間内に設定してはなりません。デイサービスと相談のうえ、その日のサービス時間を短くするなどして、サービス開始前や終了後にサービス担当者会議を行うようにしましょう。（→P.167）

21 短期入所生活介護（ショートステイ）

ショートステイは何らかの事情で、自宅で過ごせない人が24時間ケアを受けられる宿泊サービスです。

ポイント 介護者の休息や旅行でも利用できます

　ショートステイでは3食の提供をはじめ、入浴・排泄・移動介助などその人に必要なケアを提供してくれます。

　利用の理由は、介護者の休息や旅行、出張など何でも構いません。時には一人暮らしの人が自分の休息のために利用することもあります。

● 空床利用型やショートステイ特化施設がある

　ショートステイの多くは特別養護老人ホームの一部を利用している「空床利用型」ですが、一部にはショートステイに特化した施設もあります。

　また有料老人ホームを利用したもの（介護保険利用可能）もありますが、前もって予約するというより、「そのときに空いている部屋があれば利用可能」という方法なので、定期利用や前もっての計画的な利用には向いていません。

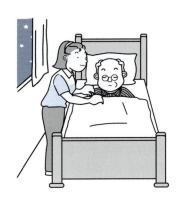

● 医療行為が必要な人は短期入所療養介護へ

　インスリン注射や胃瘻など、医療行為が必要な人や、リハビリを必要とする人の場合は、介護老人保健施設の実施している「短期入所療養介護」を選ぶとよいでしょう。

　ただし、医療行為の度合いや介護老人保健施設のキャパシティ、人員体制によっては受け入れ不可となることもあります。実際の予約の前に、施設の相談員に相談することをお勧めします。

● 予約制がほとんど

　ほとんどの施設が1～3か月前の予約制となっています。予約の方法は、毎月1日の決まった時間に利用希望の施設に申込書をFAXする、または電話をするなどです。施設によっては半年先まで予約できるところもありますので、まずその施設ごとの方法を確認しておくことが大切です。

ポイント ショートステイをうまく予約するコツ

　ショートステイは希望者に対し、十分なサービス量が確保されていない地域もあるので、予約に関して、ケアマネジャーの責任は重大です。きちんと申し込みをして希望日が取れなかった場合は致し方ないのですが、うっかり申し込みを忘れてしまったり、日程を間違えたりして、大クレームになることもあります。

● 予約タイミングの異なる施設に順次申し込む

　夏休みや年末年始など、介護者や家族がまとまった休みを利用して、旅行に行きたいというような場合は、二重三重の手立てをとることもあります。

たとえば、地域で予約のタイミングが異なるショートステイがある場合、3か月前予約の事業所に申し込みをして、ダメだったら次の月に2か月前予約の事業所に申し込みをするなどです。

● 早い日程から申し込む

　または実際に必要な日数よりも早い日程から予約をするというのも1つの方法です。たとえば2か月前予約の場合、7月分のショートステイの予約を取りたければ普通は5月1日に申し込むのですが、4月1日に「6月30日〜7月10日」とリクエストをすると、比較的希望通りに取れることが多いようです。

　もちろん、連休や年末年始の場合はこの通りとはいきませんので、100％確実な方法ではありません。

● 自費利用のショートステイも提案

　また介護保険利用の事業所のみでは予約が取り切れない場合、費用はかかりますが有料老人ホームの空き室利用タイプのショートステイ（自費利用）の活用も提案してみましょう。

● お試し利用の期間も含め、余裕をもって予約

　ショートステイは初めて利用する場合、「2泊3日で様子を見てからでないと長期利用はお断り」という施設もあります。ですからショートステイをケアプランに入れる場合は、本当に何らかの理由で利用が必要な日程より前に、1〜2度お試し利用ができるよう、ゆとりをもって事業所選定や予約をするようにします。

ポイント ショートステイの事業所について確認したいこと

☑ 宿泊時にはどんな荷物が必要か

施設によって、宿泊日数分の着替えやおむつ一式を持参しなくてはならないところ、施設の用意した衣類を着るしくみのところ、洗濯を途中でしてくれるところ、おむつは実費で精算するところなど、さまざまあります。利用者や家族の状況により、利用しやすいところを選びましょう。

● 持参品には、すべて記名が必要

着替えをすべて持参する場合、靴下や上着などすべてに記名しなくてはならないので手間がかかります。

持参品（メガネや歯ブラシに至るまで）にも基本的には記名を求められます。さすがに義歯にまでは名前は書けませんが、持参する薬も1日分1回分ずつ小分けにして記名する必要がありますので、時にはレスパイト目的なのに利用前に家族が疲れてしまうこともあります。

☑ 送迎はあるか、家族の付き添いが必要か

施設により送迎の有無、家族の付き添いの有無など、送迎の方法が異なります。

行きは家族が同乗して行って施設の職員に日頃の状況を伝えなくてはならないところもありますし、利用者本人だけを送迎してくれるところもあります。また送迎をしていない施設もあります。

✅ 入退所時間は何時か

　意外にショートステイの使い勝手を左右するのが、利用日と退所日の入退所時間です。

　入所日は午後に施設に行き、退所日は午前に帰ってくる場合、2泊3日で利用しても、送り出す家族にしてみると休めるのは中日の1日だけとなってしまいます。反対に入所は朝、退所は夕方という施設なら、同じ2泊3日でも家族はほぼ3日を有効に使えることになります。

　退所日に夕食を済ませてから送ってくれるサービスを行っているところもありますので、こちらの希望を相談してみるとよいでしょう。

✅ 利用にかかる費用はどの位か

● 1泊2日は2日分の費用がかかる

　ショートステイは、旅館の宿泊料金とはカウントのしかたが異なります。深夜0時までで1日と数えるので、1泊2日で利用する場合は、2日分の費用がかかります。

● 食費と部屋代は実費

　ショートステイを利用する場合、食費と部屋代は利用者が実費を負担します。部屋代は宿泊する部屋のタイプ（個室、多床室など）により異なります。

　予約をする際に、個室か多床室かを選べることもありますので、費用についても説明し、利用者の希望を聞いてから申し込むとよいでしょう。

食費と部屋代の減免制度があります
（特定入所者介護サービス費＝補足給付）

　費用負担を所得に応じて減額するしくみで、サービスの利用前に申請が必要です。

● **申請が必要**

　各保険者に申請後、所得や財産の審査を受け、負担限度額が決まります。銀行等の預貯金まで調査されることに抵抗感がある人もいて、申請を控えるケースがあるようです。

　申請書は保険者のホームページからダウンロードできる場合と、窓口で入手する場合とがありますが、減免額が決まるまでに時間がかかりますので、ショートステイを利用することが決まったら、できるだけ早く申請しましょう。

　申請手続きはケアマネジャーが代行することが多いのですが、家族等ができるようならお願いしましょう。

　負担限度額の決定は、「介護保険負担限度額認定証」の送付で確認できます。

●介護老人福祉施設(特別養護老人ホーム)、短期入所生活介護の場合(日額)

			基準費用額 （日額）	負担限度額（日額）			
				第1段階	第2段階	第3段階①	第3段階②
食費			1,445円	300円	390円	650円	1,360円
居住費	多床室	特養等	915円	0円	430円	430円	430円
		老健・医療院等	437円	0円	430円	430円	430円
	従来型個室	特養等	1,231円	380円	480円	880円	880円
		老健・医療院等	1,728円	550円	550円	1,370円	1,370円
	ユニット型個室的多床室		1,728円	550円	550円	1,370円	1,370円
	ユニット型個室		2,066円	880円	880円	1,370円	1,370円

出典：厚生労働省ホームページ

認定証は、利用するショートステイごとに提示しなくてはなりません（もっているだけでは効力がありません）。

　初回の申請はいつでも構いませんが、認定証の有効期間が毎年7月31日までなので、更新の手続き（6～7月実施）を忘れないようにしましょう。

ポイント 利用期間が決まっています

● 要介護認定期間の概ね半分まで

　特養への入所待ちなど、できるだけ長くショートステイを利用したいという個々の事情もあるでしょうが、基本的にはその人の要介護の認定期間（介護保険証に記載されている「認定の有効期間」）の半分を超えての利用はできないことになっています。つまり有効期間が1年間の人の場合は、182日まで利用できるということです。

　特別な事情がある場合は、保険者に相談しましょう。保険者によっては書類の作成を求められることもあります。

● 連続して30日以上は、介護保険での利用は不可

　認定期間の半分までは何日利用しても構わないのですが、30日以上連続しての利用はできません。30日を超す場合は、31日目は介護保険ではなく自費となります。実際に自費がいくらになるのかは、各施設に確認してください。

Check 緊急ショート

　主介護者が急病になったり不幸があったりと、突発的にショートステイが必要になることがあります。地域で緊急ショートステイとして、ベッドを空けておくことになっている施設がどこなのか、確認しておきましょう。

22 訪問入浴介護

自宅へボイラーを搭載した専用の車両で訪問し、介護職員2名と看護師1名とで、利用者の自宅内で入浴介助を行うサービスで、1回のサービスはおよそ40分程度です。

ポイント 高層階や狭い家でも利用可能です

浴槽をはじめ、必要な物品をすべて持ち込んでくれ、寝たきりの状態でも入浴できるため、比較的重度の利用者向けのサービスです。

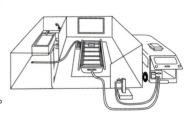

基本的には訪問入浴車からお湯を引いて、利用者宅の浴室やトイレなどに排水するしくみですが、車両が横付けできない場合や、高層階などでもサービスを利用できますので、事業者に相談してみましょう。また自宅内に畳一畳程度のスペースがあれば利用できますので、家が狭いとか一間しかないなどの理由であきらめることはありません。

ポイント 訪問入浴介護で気になるポイント

[Q] 医師の意見書や指示書は必要？

基本的には必要ありませんが、事業者によっては求められることがあります。血圧が高い人や感染症がある場合などが対象です。医師に指示書を依頼する場合、費用がかかることがありますので、事前の確認が必要です。

[Q] 感染症や褥瘡があっても利用可能？

　もちろん可能です。看護師も同行していますので、入浴後の褥瘡の処置や爪切りなどをお願いできます。ただし、すべての医療行為ができるわけではないので、事前に確認しておくことが必要です。

　感染症（疥癬、MRSA、梅毒など）がある利用者の場合、浴槽や物品の消毒が必要なので、その日最後の入浴となることがあります。また、事業所によっては、タオル類は利用者宅で準備する方法をとることもあります。

[Q] 独居でもサービスを受けられる？

　利用者自身の状態にもよりますが、基本的には可能です。入浴後の体調の変化が心配な場合は、入浴サービス後に異常の発見ができるよう、訪問介護等のサービスを組み合わせるなど、工夫してみましょう。

> **ポイント** 付加サービスもあるので、状況に応じて選ぼう

　入浴に使用するものをすべて事業所が持参してくれるところも多くなっています。タオル、シャンプー、ボディソープなどは標準装備しているところがほとんどです。

　好みの入浴剤を使ったり、季節ごとに菖蒲湯やゆず湯などを用意したり、誕生日はバラ風呂にしたりとイベント色を打ち出す事業所があったり、ベッドのシーツ交換を無償で行う（シーツは無料貸し出し・回収）ことを売りにしている事業所があったりします。利用者や家族の状況、希望に合わせて選ぶとよいでしょう。

23 福祉用具貸与(福祉用具レンタル)、特定福祉用具販売

自宅での生活を安全かつできるだけ自立して送れるようにするためのサービスです。

> **ポイント** 要介護度で借りられるものが異なります

　福祉用具レンタルでは、杖や歩行器、車いす、手すりやスロープなど、移動に必要なもののほか、ベッドやエアーマット、徘徊センサーなど、介護環境を整えるものが対象品目です。

　あまり使う人が多くはありませんが、車いすごと昇降できる昇降機や自動採尿器本体なども借りることもできます。

　歩行補助つえ、歩行器、スロープ の3品目はレンタルと購入のいずれかを選ぶことができるようになりました。

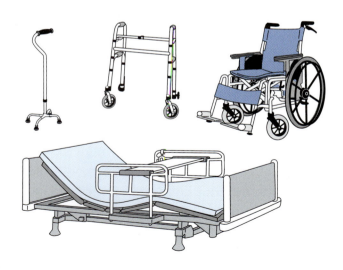

●要介護度と借りられるもの

要介護度	貸与種目
要介護・要支援	歩行補助つえ（多点杖のみ）
	歩行器
	手すり[※1]
	スロープ[※1]
要介護度2以上	車いすおよびその付属品（介助用電動車いす含む）
	特殊寝台（介護ベッド）およびその付属品（入浴介助用以外の介助用ベルト含む）
	床ずれ防止用具（エアーマット）
	体位変換器
	認知症老人徘徊感知機器
	移動用リフト（つり具部分除く）
	段差解消機（車いす昇降機）
	浴槽用昇降座面
要介護度4以上[※2]	自動排泄処理装置の本体部分

※1 工事をともなう場合は住宅改修。
※2 原則として要介護1〜3の利用者に対しては給付できません。ただし、医師の判断とサービス担当者会議などを通して必要と判断された場合は、市町村の確認で給付が可能となります。

ポイント 福祉用具のよくある困りごと

● 福祉用具の選び方がわからない

　ケアマネジャーは各用具のおおよその機能を知っていれば十分です。福祉用具専門相談員に、利用者の体格、ADL、病状や、解決したいことを的確に伝えれば、あとは福祉用具専門相談員が利用者宅の状況や本人の身体に合わせて選んでくれます。

　ベッドのように大きなものは別として、車いすや杖などは同時にいくつか持ってきてもらい、利用者自身に試してもらってから、レンタルするものを決めることもできます。

また、レンタルですので１か月使ってみて合わないとか、他のものを試してみたいなどの希望にも対応してくれます。最初から100％フィットしなくても大丈夫です。

● **要介護度１で車いすやベッドを借りたい**

　通常は要介護度１では、車いすやベッドを借りられませんが、一定の条件を満たせばレンタル可能です。
　一般的には、主治医の意見の聴取とサービス担当者会議での必要性の確認に基づき、軽度者への福祉用具貸与申請書を提出するという手続きが必要です。

●算定の可否判断基準（軽度者に係る確認申請は不要）

対象外種目	厚生労働大臣が定める者のイ	厚生労働大臣が定める者のイに該当する基本調査の結果
車いす及び車いす付属品	次のいずれかに該当する者 （一）日常的に歩行が困難な者 （二）日常生活範囲における移動の支援が特に必要と認められる者	基本調査１－７「5m程度歩けるか」が「3.できない」
特殊寝台および特殊寝台付属品	次のいずれかに該当する者 （一）日常的に起き上がりが困難な者 （二）日常的に寝返りが困難な者	基本調査１－４「起き上がりができるか」が「3.できない」 基本調査１－３「寝返りができるか」が「3.できない」

厚労省「老企第36号第2の9（2）の①」を抜粋、一部内容追加

- ●事前の申請が必要

　例外給付、いわゆる「軽度者レンタル」をするためには、事前の手続きが必要です。

　老企第36号第2の9(2)で示されている基準に当てはまることが前提となりますが、医師が必要性を認めていて（意見書など）、サービス担当者会議でも同様の結論に達していればレンタル可能です。

　各保険者の求める書式での申請を忘れずに。保険者ごとに手続きは異なりますので、きちんと確認しましょう。

● 軽度者レンタルが無理な場合は、自費レンタルを

　ベッドの場合、「軽度者レンタルの対象とならないけれど利用したい」ということがしばしばあります。

　福祉用具レンタル事業者によっては、軽度者向けの自費ベッドレンタルを行っているところがあります。月額1,500～2,000円程度ですので、介護保険でレンタルする場合とさほど利用者の負担は変わりません。

● 軽度者レンタルの手続きを
　要介護認定更新時に忘れないように

　要介護認定更新で介護度が軽くなった場合や、他事業所から引き継いだケアプランの場合、軽度者レンタルの手続きを忘れてしまいがちです。

　認定調査の「歩ける」とは5mを休まず歩くことなので、「歩ける」人でも外出用に車いすが必要な例は多々あるでしょう。

　保険者によって異なりますが、要介護認定更新ごとに手続きが必要と思っておくと安心です。

やっちゃった！ 軽度者レンタルの手続きを忘れた！

　介護ベッドをレンタルしている人が、要介護認定の更新の結果、要介護度1となりました。更新時にサービス担当者会議も行いましたが、軽度者レンタルになることにケアマネジャーも福祉用具の担当者も気づかずに、そのままサービスに位置付けていました。

　軽度者レンタルの手続きをしていないことに気付いたのは更新から10か月後。保険者に相談するも、さかのぼっての申請は認められないとのことで、結局10か月間のベッドレンタル料は全額自費扱いとなってしまいました。

ポイント レンタルに適さないものは購入となります

　福祉用具の販売は、用具の性質上レンタルが適切でない衛生用品が対象です。代表的なものは、部屋に置くポータブルトイレや、入浴用のいすなどです。

● 福祉用具の販売項目

- 腰掛便座（ポータブルトイレ、補高便座など）
- 特殊尿器
- 入浴補助用具（シャワーチェアーなど）
- 簡易浴槽
- つり具（移動用リフトのつり具）
- 自動排泄処理装置の交換可能部品

※ 設置費用および消耗品は保険給付対象外です。

　購入代金は全額をいったん利用者が支払い、保険者から後日、9割から7割が振り込まれるという「償還払い」

の方法をとります。

償還手続きは、福祉用具事業所が代行することがほとんどですが、保険者によっては、ケアマネジャーによる理由書を求めることもあるようです。

● 福祉用具購入は1年に10万円まで

1人の要介護者につき、1年※に10万円までの福祉用具購入が可能です。ウォッシュレット付や暖房便座付のポータブルトイレのように、高価なものを購入する場合は、同時に複数のものを購入せず、年度が替わるタイミングを待つことも考えるとよいでしょう。

※4月1日〜翌年3月末。

● 指定事業所から購入しないと介護保険扱いにならない

ちなみに、「安いから」と言って量販店や通信販売で購入すると、償還払いの対象となりませんので注意が必要です。福祉用具販売の指定事業所となっている事業者で購入することが大切です。利用者や家族にもこの点は話しておきましょう。

● 同じ品目は1回のみ

基本的には同じ品目を2回以上購入することはできません。しかし、前回購入してから何年かたっていて、経年劣化が生じていたり、利用者のADLと合わなくなっている場合は、事前に保険者に相談すれば、購入可能となることがあります。

24 住宅改修

住宅改修は、自宅の住環境を福祉用具の購入やレンタルだけでは整えきれない場合に行う工事です。

> **ポイント** 住宅改修は1人20万円までです

　介護保険では1人の利用者につき、20万円までの範囲で工事をすることができます。保険者によっては、介護保険に加え、独自の助成がありますが、必ず事前に要件を確認しましょう。

・住宅改修費の対象となる工事

- 手すりの取付け
- 段差の解消
- 滑りの防止および移動の円滑化等のための床または通路面の材料の変更
- 引き戸等への扉の取替え
- 洋式便器等への便器の取替え
- その他上記の住宅改修に付帯して必要となる住宅改修

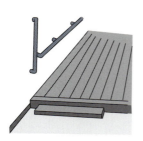
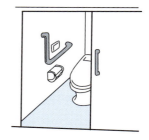

● **住宅改修は何度かに分けて使える**

　20万円までの範囲ならば、改修工事は何回かに分けて行うことができます。年月が経つにつれADLの変化が生じてくるので、そのときの状態に合わせて追加工事を検討しましょう。

● **住民票のある自宅以外では使えない**

　住民票はそのままにして、家族のいる別の市区町村に生活の拠点を置くケースはよくあります。しかし、家族の家での住宅改修工事はできません。気をつけましょう。

● **自宅以外でも工事できる場合がある**

　公営住宅や民間の賃貸住宅でも、貸主が了解すれば工事可能です。その場合は、貸主が承諾している旨を書類で証明する必要があります。

※ 退去時の取り外しは自費となります。

● **保険者独自の給付も併用できる**

　市区町村ごとに独自の給付を行っている場合があります。年齢や所得、要介護度、工事の内容などの要件がありますので、全員が対象となるわけではありません。必ず事前に確認しましょう。

Check チェック　新たに20万の追加利用ができる場合

　基本的には住宅改修は1人につき20万円と決まっていますが、以下の場合には、新たに20万円の利用ができます。覚えておくとよいでしょう。
①転居した場合
②要介護認定が一度に3段階以上重くなった場合

ポイント 住宅改修でのケアマネジャーの関わり

● 事前の現地調査には極力立ち会いましょう

利用者のADLや日頃の生活スタイルに合った工事をするためには、ケアマネジャーの視点や助言が必要です。手すりを1本つけるといっても、位置や高さ、手すりの長さや太さ、縦か横かなどの要素があります。

また、入院中の利用者の場合、病院の理学療法士や作業療法士が本人と一緒に自宅を来訪して、専門的な視点で改修に関するアドバイスをしてくれることもあります。

現地調査に立ち会っておけば、理由書を作成する際に、図面を見るだけよりずっと具体的に内容を記載できるはずです。改修工事の助言まではできなくとも、現地調査の場には極力同席しましょう。

● 理由書はケアマネジャーが作成することが多い

保険者により異なりますが、ケアマネジャーが理由書の作成を求められる場合が多いようです。現在どのような家屋状況でどのように不自由があるか、改修工事でどのような生活が可能になるか、見通しなどを記載します。福祉用具の販売・レンタルを手がけている事業所が工事する場合は、事業所で作成してくれることもあります。

● 事前申請が必要

理由書の作成だけでなく、住宅改修には事前に作成しなくてはならない書類が複数あります。

また、工事前の図面、写真、工事計画、見積もりなどを準備し、保険者に申請してから許可が下りるまで、1週間ほどかかります。入院中に住宅改修を計画し退院に備える

場合は、事前見積もりから工事完了まで最短で3〜4週間かかると思って、早めに準備することが必要です。

ポイント 業者を選ぶときの留意点

● 介護保険の住宅改修はどの工務店でもできるが

改修工事は、介護保険の指定を受けていなくても行うことができます。家を建てたときの工務店がいいとか、長年お付き合いのある大工さんに頼みたいなど、いろいろなケースがあるでしょう。

ただ、介護保険による改修の経験がない工務店の場合、手続きの必要性や方法を知らないことも多く、ともすると事前の申請をせずに着工してしまうこともあります。住宅改修を検討する際は、その点を利用者や家族に伝えておくことが必要です。

● 償還払いと受領委任払い

住宅改修の支払い方法は基本的には、「償還払い」という方法をとります。かかった費用の全額を利用者が支払い、保険者への申請をすると9割〜7割が1〜2か月後に振り込まれるというものです。

住宅改修の場合は、一時的とはいえ多額の支払いをすることになり、利用者の負担が大きいため、「受領委任払い」という方法も選択できます。これは保険者と契約を結んでいる施工業者に限って使える方法ですが、利用者は1割〜3割の額を工事業者に支払い、残りの9割〜7割を保険者から直接、工事業者へ支払います。

特に利用者が工務店の希望や指定をしない場合は、この点をポイントに工務店を選んでもよいでしょう。

定期巡回・随時対応型訪問介護看護、夜間対応型訪問介護

認知症や要介護度が重い人でも自宅で生活が継続できるよう、看護や介護を提供するサービスです。

> **ポイント** 定期巡回・随時対応型訪問介護看護は24時間体制

定期巡回・随時対応型訪問介護看護サービスは、1日複数回の見守りや介護、臨時の対応が必要な人に向いているサービスです。あらかじめ決めた時間に訪問してくれる「定期巡回」タイプと、体調が悪くなったり排泄をしたくなったりと困りごとが生じた際に、随時来てもらえる「随時訪問」タイプとの組み合わせができます。訪問看護の機能も併せもっているので、病状の変化が心配なケースや、定期的に体調確認や服薬管理が必要なケースにお勧めです。

● 月ごとの定額サービス

定期巡回・随時対応型訪問介護看護は1日に複数回のサービスや、臨時の対応が必要な利用者に向いています。費用は1か月定額なので、費用の目安が立てやすいというメリットがあります。

● 端末でオペレーターにつながる

事業所ごとに多少の違いはありますが、定期巡回・随時対応型訪問介護看護サービスも、夜間対応型訪問介護サービスも、多くはボタンを押すだけでオペレーションセンターにつながる端末を貸し出しており、これで会話をすることもできます。

● 定期巡回・随時対応型訪問介護看護のイメージ

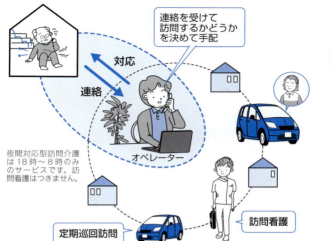

● 地域密着型サービスなので使えるか確認

　サービスを利用するには、サービス事業所がある市区町村に住民票があり、そこに住んでいることが条件となります。市境に住んでいて、すぐ目と鼻の先に事業所があっても原則、他の市区町村の地域密着型サービスは使えません[※]。

※ 例外的に保険者間で協議をし、利用できるようになることもあります。

　サービス付き高齢者向け住宅に入居している人などは、もともと住んでいた地域の保険者から介護保険サービス料

> **Check チェック　夜間対応型訪問介護サービス**
>
> 　夜間（18～8時）に限定したサービスで、随時タイプと定期タイプ、2つの組み合わせタイプとがあります。
> ※ 訪問看護はつきません。

が支払われています（住所地特例）。住所地特例の利用者の場合、保険証は従前の保険者から発行されますが、転居先の地域密着型サービスを利用することができます。

● 併用できないサービスがある

下記のサービスは併用できません。

- 訪問介護（通院等乗降介助を除く）
- 訪問看護（連携型利用時を除く）
- 夜間対応型訪問介護

● 鍵を預ける必要がある

家族が同居している場合でも、夜間のサービスが必要な場合には、自宅のカギを事業者に預ける必要があります。

預けることに抵抗感がある人は少なくないので、この点をクリアしないとサービス導入に至りません。事業者と鍵の扱いについてはよく相談する必要があります。

● 月途中に利用を開始・終了する場合は日割り計算

月単位の包括払いのサービスについては、月途中にサービスの利用を開始した場合、また月途中でサービスを終了した場合は日割り計算となります。

ポイント 定期巡回・随時対応型訪問介護看護の留意点

● 訪問看護ステーションが替わることがある

このサービスは、定期巡回・随時対応型訪問介護事業所（定期巡回事業所）と訪問看護ステーションの連携契約により提供されます。以前から訪問看護サービスを利用している利用者の場合、その訪問看護ステーションと連携契約

を結んでいない定期巡回事業所のサービスを受けようとすると、連携先の別の訪問看護ステーションに変更となります。定期巡回・随時対応型訪問介護看護と訪問看護サービスの併用はできないためです。

訪問看護ステーションから、理学療法士（PT）や作業療法士（OT）に来てもらう場合も併用はできません。

すでに訪問看護ステーションを利用している場合は、訪問看護ステーションが変更になることを利用者に了解してもらうか、その訪問看護ステーションに定期巡回事業所との連携契約を結んでもらうよう働きかける必要があります※。

※ 連携契約については、ケアマネジャーが仲介するというよりは、定期巡回事業所がアプローチすることになります。

● 訪問看護を利用するかどうかは選べる

訪問看護サービスは、定期的に受けることもできますし、月に１回の看護師によるアセスメントのみとすることもできます。訪問看護サービスを利用しない場合は、若干費用が安くなります。

● 他のサービスと組み合わせると減算に

定期巡回・随時対応型訪問介護看護は、通所介護や短期入所サービスと併用できますが、これらのサービスを利用すると、利用日数に基づき定額から減算されます。

● 計画作成責任者がプランをつくる

定期巡回・随時対応型訪問介護看護には計画作成責任者という職員がいます。計画作成責任者は利用者ごとにサービスの内容、方法、訪問時間や回数等を、ケアマネジャーと情報共有し、独自の判断で決めます。

小規模多機能型居宅介護、看護小規模多機能型居宅介護

どちらも文字通り在宅介護サービスの複数の機能をもった地域密着型サービスです。

ポイント 1つの事業所で複数のサービスを提供します

小規模多機能型居宅介護は、訪問介護サービス、通所介護サービス、短期入所サービスを1つの事業所で行いますので、認知症の利用者や独居の高齢者にとっては、安心できるサービスでしょう。

通いも泊りも訪問もすべてのサービスを同じ事業所の職員が担いますので、情報の共有やケアの方法の統一がしやすいというメリットがあります。

看護小規模多機能型居宅介護は、小規模多機能型居宅介護の機能に、訪問看護サービスが加わったものです。病院から退院してきた直後で体調や病状の不安がある人や、医療依存度が高い人などに向いています。

● 月ごとの定額サービス

月ごとの包括払いなので、月々のサービス利用料も変動がなく、費用の見込を立てやすいという面もあります。

ポイント (看護)小規模多機能型居宅介護の留意点

● 担当ケアマネジャーが替わる

どちらのサービスを利用することになっても、担当ケアマネジャーは、その事業所のケアマネジャーに替わります。これはサービス提供者と同じ事業所なら情報を共有しやす

く、かつこまめなケアプランの変更が可能となるからです。ケアマネジャーにとっては、自分の担当利用者を手放さなくてはならないといった感覚になることもあるでしょう。

● 連携加算を算定できる

　これらのサービスに移行した場合、ケアマネジャーは小規模多機能型居宅介護事業所連携加算を算定することができます。サービス移行に際し、ケアマネジャーが当該事業所に出向き、利用者の情報提供や共有をすることが要件です。

● 併用できないサービスがある

　それぞれ、訪問介護、通所介護、短期入所サービスは併用することができません。看護小規模多機能型居宅介護の場合は、訪問看護も利用できません。

● 食費と居住費は実費

　通所介護や短期入所と同じように、食費や居住費がかかります。また、短期入所サービスとは異なり、食費や居住費の減免制度（特定入所者介護サービス費）の対象とはなりません。

● サービス提供エリアはあまり広くない

　通い、泊り、訪問のサービスをするため、事業所から半径２キロ以内など、サービス提供エリアを狭めに設定している事業所があります。依頼する前に、サービスエリアを確認する必要があります。

27 介護保険外のサービスを利用する

ケアプランには、介護給付の対象となるサービスだけでなく、介護保険外のサービスも載せることとなっています。

ポイント 介護保険外の市区町村独自サービス

介護保険外で市区町村ごとに独自のサービスがあります。要介護度や収入により利用できるものとできないものがありますので、地域の情報を集めておきましょう。

市町村独自のサービスは、市区町村のホームページや発行物などに載っています。代表的なものは以下の通りです。

- おむつ支給
- 配食サービス
- 緊急通報システム
- 訪問理美容券
- 布団乾燥サービス

● 利用には申請が必要

これらはすべて申請しなくては利用できません。ケアマネジャーが情報提供と申請の支援をする必要があります。仕事用のバッグに、パンフレットや申請書を用意しておくと、何度も利用者訪問をせずに効率よく業務を行えます。

● 介護者への支援もある

市区町村によっては、介護者教室や介護者のための家事サービスなど介護者支援のサービスや、介護者への給付金の制度などがあります。これらは利用者の介護とは直接関係ありませんが、広い視点で考えると利用者を取り囲む環

境の整備といえますので、ケアマネジャーが押さえておきたい情報です。

● **上乗せサービス**

この他に上乗せサービスと呼ばれるものがあります。すべての市区町村で実施されているわけではないのですが、限度額いっぱいまでサービスを利用しても不足がある場合、保険者の判断で限度額の上限を上げるものです。ケアプランを作成するうえで大事な情報ですので、自身のエリアにこのしくみがあるか確認しておきましょう。

● **介護予防・日常生活支援総合事業について**

平成27年より、要支援者および認定を受けていない軽度者を対象としたサービスが、介護保険から切り離され、市区町村の独自サービスに移行されることになりました。対象となるのは、訪問介護と通所介護です。訪問看護や福祉用具レンタル等は、従来の介護予防サービスからのサービス提供となります。

サービスの種類や内容、提供事業者の指定、利用料等は保険者ごとの裁量で決めます。地域の実態に即したサービスを提供する目的と、介護給付費の抑制を狙った施策ですが、ほとんどの自治体では介護予防サービスをそのままスライドさせているようです。

介護予防サービスとほぼ同じとはいえ、保険者ごとのルールや事務手続きなどが異なりますので、自身のエリアの情報を事前に確認しましょう。なお、介護予防・日常生活支援総合事業のケアプラン作成は基本的には地域包括支援センターが担うことになっていますが、介護予防サービス同様、ケアマネジャーに委託されることが多いようです。

ポイント その他のサービス

　介護保険や医療保険などの公的なしくみや専門職に依らない、インフォーマルサービスがあります。具体的には、家族や近隣、ボランティアや民生委員などさまざまな支援を意味します。

　ケアプランには介護保険サービスのみを載せてしまいがちですが、有償か無償かは関係なく、利用者の生活に何らかの支援をするものであれば記載するようにしましょう。

　もちろん、利用者自身が何かに取り組むという内容であってもよいのです。利用者本人のやる気や意欲を引き出してケアプランに載せられたらすばらしいですね。

　これらのサービスをケアプランに載せることで、利用者を取り巻く環境、支援の全体像がより具体的にさまざまな角度から見えるようになります。

　介護保険外のサービスの位置付けの必要性を述べてきましたが、その半面、介護保険外サービスのみをケアプランに位置付けるだけでは、ケアマネジャーは居宅介護支援費をもらうことができませんので、注意してください。

Check 自費サービス

　介護保険制度開始当初と比べ、訪問介護サービスの1回当たりの時間が減ったり、サービス対象者がより明確に定義されたりした影響もあり、自費サービスの利用が一般的になってきています。介護保険では原則として、同居家族がいる場合の生活援助はできないのですが、自費にすることによって家族の家事負担を軽減することができます。

　経済的な制約はありますが、自費サービスを上手に活用することも大切です。もちろんその場合もケアプランには載せておく必要があります。

28 サービス事業所の選び方、サービス調整

ケアプラン原案が決まったら、具体的な事業所選定をすることになります。どの事業所を選ぶのか、どのような視点で選ぶとよいかを説明します。

ポイント どの事業所がよいのか

利用者は「デイサービスに行きたい」とか「ヘルパーさんに来てほしい」など、サービスの種類についての知識や利用希望をもっていても、どの事業所がよいかまでは知らないことがほとんどです。

● 自治体の冊子が役に立つ

そこで活躍するのが、地域ごとに介護サービス事業所の情報をまとめた冊子や、事業所が作成しているパンフレットです。とはいっても、それだけではどこを選んでよいのかの判断材料にはなりません。

訪問介護事業所についてなら、同じ事業所のケアマネジャーに特徴や評価を尋ねてみるのが一番早いでしょう。

通所介護については、自分で見学に行っておくこともお勧めします。参加者の雰囲気やデイサービスの様子など、実際に見たほうが利用者とマッチングしやすいはずです。

● 福祉用具

福祉用具は、ほとんどの事業所が同じ品物をほぼ同価格でレンタルや販売しています。決め手になるのは福祉用具専門相談員のフットワークの良さや対応の良さでしょうか。この辺りも周りのケアマネジャーに聞くとよいでしょう。

いずれのサービスについても、利用者はほとんど情報をもっていないので、ケアマネジャーに任せたり、「どこがいいかな」と意見を求めたりすることが多いのが現状です。

ポイント 加算や減算に要注意

● 最低でも２事業所以上の情報を提供

　ケアマネジャーのいる居宅介護支援事業所は、多くの場合、単独で事業を行っているのではなく、訪問介護や通所介護などのサービス事業所に併設されています。

　その場合、自社やグループ会社の事業所のサービスを位置付けることも多くなると思います。ここで気をつけたいのが、特定の事業所のサービスのみを提案、情報提供するのではなく、複数のサービス事業所の情報を提供するということです。

　なお、平成30年の報酬改定で、ケアマネジャーが「複数の事業所の紹介を求めることが可能であることや当該事業所をケアプランに位置付けた理由を求めることが可能であることを説明すること」が義務となり、違反した場合は運営基準減算の対象となることが定められました。

● 特定事業所集中減算には要注意

　自社のサービスを使う場合、特定事業所集中減算に注意が必要です。すべてのサービスについて、１つのサービス事業所（法人）に80％以上集中したら、居宅介護支援費が利用者１名につき200単位減算となるルールです。100人の利用者を担当している事業所であれば毎月20万円近くの減収となりますので、この点には注意が必要です。

● 事業所の加算体制にも要注意

　事業所の選択をする際に気をつけなくてはならないことの1つに、事業所の加算体制があります。

　有資格者の人数や研修体制などの条件を満たすと、さまざまな加算を取得できます。加算は事業所にとっては増収となるわけですからありがたいものです。しかし、サービスを利用する側にとっては、負担額が上がることになるので、安易に位置付けないようにしましょう。

　そのサービスを使ったときのメリット、サービスの質などと、負担額が上がることの両面をきちんと説明し、了承を得ることが必要です。

　自社のサービスを使うメリットはもちろんあります。同じ事務所で仕事をしていれば、情報の共有はしやすいですし、意思の疎通も時間がかからずまた密にできます。利用者の多くも、その点に期待を寄せて同じ会社のサービスを希望されるようです。

ポイント　サービス調整のために生活リズムは忘れず記載

　第3表（➡P.102）に、利用者の生活リズムを記載する（「おもな日常生活の活動」）ことになっていますが、ここを忘れずに記入する必要があります。利用者ごとに起床時間、食事時間等はまちまちですので、「なぜその時間にサービスを依頼しているのか」がわかるようにしましょう。

　特に訪問介護サービスの場合、ヘルパーの工面がつかずにサービス時間を変更することがありますが、その場合にも生活リズムが記載されていれば、それを考慮したサービス時間の提案ができます。

医療と介護の併用

忘れがちですが、医療系サービスもケアプランにきちんと載せましょう。

ポイント 医療系サービスもケアプランに載せます

具体的には「外来で定期受診している」「訪問診療を利用している」「居宅療養管理指導を薬剤師に依頼している」などです。生活全般への支援がわかるように載せます。

ポイント 訪問看護では、医療保険が適応されることも

同じサービスでも、医療保険が適応されることがあります。たとえば、訪問看護サービスがその代表格です。

●医療保険・介護保険の訪問看護の対象者のイメージ

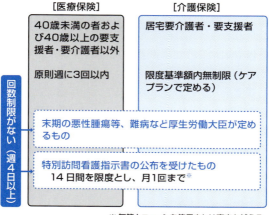

※ 気管カニューレを使用または真皮を越える褥瘡のあるものは月に2回まで可能

● 特別訪問看護指示書が出された場合

通常は介護保険によるサービスを行いますが、利用者が特定疾患の認定を受けている場合は医療保険の対象となります。また、急激な体調病状悪化が生じた場合は、特別訪問看護指示書が医師から発行されます。これは2週間に限って、医療保険により訪問看護を実施するという指示です。特別訪問看護指示書が出ると、同じ訪問看護ステーションから看護師がサービスに来ても、介護保険は使わずに医療保険よりサービス料が発生します。

● 単位数を別の介護サービスに回すこともできる

特別訪問看護指示書が出るということは、同時に他の介護サービスの必要性も高くなる可能性があります。この場合、介護保険の単位数を訪問看護に使わないので、その分を使って他の介護サービスを充実させることができます。

そうはいっても、介護保険も医療保険も1～3割の利用者負担があるので、その点も考慮してサービスを組み合わせる必要があります。

ポイント 外来リハビリ

骨折や脳卒中後の入院中からリハビリを受け、退院後も継続して外来リハビリを受けるケースがたまにあります。これが医療保険によるリハビリです。医療保険によるリハビリは、基本的には介護保険によるリハビリ（通所リハビリテーション、訪問リハビリテーション）との併用は認められていません[※]。サービスを位置付ける際は気をつけましょう。

※ スムーズな移行を目的として一定期間併用することは認められます。

30 暫定プランが必要な場合

暫定プランとは文字通り、臨時や仮のプランです。介護度が決まっていなくて、サービスを使おうとしている場合に作成します。

> **ポイント** 要介護度が決まっていないときにつくります

　暫定ケアプランとは、本来なら要介護度や認定有効期間などに基づいてケアプランを作成すべきところ、何らかの理由で要介護認定がなされていない期間に、仮につくったケアプランを指します。

　暫定プランが必要な理由は、サービスはすべてケアプランに基づいて行われるという原則があるからです。

● 通常のケアプランと同じプロセスで作成

　暫定プランは、要介護認定がされていないという点が違うだけで、通常のケアプランと同じプロセスを踏んで作成する必要があります。つまり、アセスメントをし、ケアプラン原案を作成し、サービス担当者会議でその内容を協議し、暫定プランを承認する一連の流れは全く同じです。

　ケアプランに「暫定」と記載することも忘れないようにしましょう。

● 要介護度が決まったら本案をつくる

　暫定プランがある以上、要介護度が決まったあとは本案を作成し、利用者の承認をもらわなくてはなりません。本案は当然、要介護認定が決まったあとに作成し承認を得ます。サインをしてもらう日付はサービス開始後となりますが、それは問題ありません。

やっちゃった！ 暫定プランを処分しちゃった！

暫定プランを作成していたにもかかわらず、本案を作成した時点で、暫定プランはもう用済みだとばかりに処分してしまったケアマネがいます。暫定プランは要介護認定が下りるまでの期間、それに基づいてサービス提供をしていたという証拠です。必ず残しておかなくてはなりません。

ケアマネジメントでは、途中経過がきちんとわかるように取っておかなくてはならない書類がいくつもあります。

第5章

サービス担当者会議

サービス担当者会議の招集

サービス担当者会議は、ケアプラン原案に基づき、実際にサービス提供する事業所のスタッフが、具体的なサービス内容や方法について話し合いをする場です。

ポイント すべてのサービス担当者と日程調整します

サービス担当者会議は、初回サービスの前に行う必要があります。基本的にはすべてのサービス担当者に参加してもらわなくてはなりません。場所は利用者の自宅が一般的です。

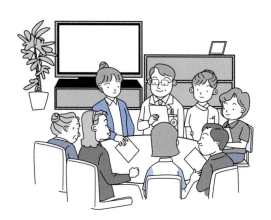

● 電話での日程調整は意外に難しい

　サービス担当者会議は、基本的にはすべてのサービス担当者に参加してもらわなくてはなりませんので、日程調整が難しいのです。利用者とケアマネジャーとで日程を決め、その日程を各事業所に電話で連絡するという方法をとっているケアマネジャーが多いようですが、これですと全部の事業所に参加してもらうことが難しいうえに、連絡の手間が相当かかります。

● FAXを上手に使うと手間が省ける

　できるだけ多くの事業所に参加してもらえ、かつケアマネジャーの手間が最小限で済む方法をご紹介します。

> ① 利用者および家族とケアマネジャーが参加可能な日程を、最低でも2日以上選びます。

> ② FAXで、サービス担当者会議開催のお知らせと、開催趣旨（初回サービスなのか、区分変更なのかなど）、開催場所を記載したものを送ります。このときに、会議の候補日を挙げて、参加可能な日に丸をつけて返信してもらいます。

> ③ ケアマネジャーは、自分のもとに戻ってきた返信を見れば、一目瞭然で一番多くの事業所に参加してもらえる日がわかります。

> ④ 結果をもとに決めた日を再度、全事業所にFAXで送り、参加の可否の返信依頼と不参加の事業所には照会依頼をします。

　この方法ですと、ケアマネジャーは2回FAXを送るだけで、サービス担当者会議の日時が決められ、また参加できない事業所に照会もできるというわけです。

● 照会は、必ずしも書面でもらわなくていい

　サービス担当者会議にどうしても参加できない事業所がある場合は、会議開催日までに、サービス内容や方法、サービスの必要性などについて意見の聴取をします。これを「照会」と呼びます。

　各事業所から書面で照会に対する回答をもらえればそれが一番いいのですが、ケアマネジャー自身が電話等で聞き取って、それを支援経過や照会表（旧第5表：公式な帳票からは外れましたが、使用することは可能です）に記載するという方法でももちろん構いません。

　また照会した事業所がある場合、サービス担当者会議録にも、事前に意見聴取をしてある旨記載しておくとよいでしょう。

> **Check チェック　個人情報に気をつけて**
>
> 　サービス担当者会議の開催日時を送る際に、ケアプラン原案を一緒に送るとよいのですが、誤送信などによる個人情報流出のリスクがあります。利用者名の一部を消すなどの配慮をしましょう。

> **やっちゃった!　担当者が来ない！**
>
> 　サービス担当者会議当日、担当者が来なかったなんてことも、まれにはあります。すっかり忘れてしまったようです。またケアマネジャーのミスで、担当者を呼び忘れてしまったなどということもあります。いずれの場合も、きちんと照会をすることです。
>
> 　ただ担当者を呼び忘れた場合は、ケアマネジャーの信頼失墜ですから、くれぐれも謝罪とフォロー（担当者会議録の送付など）を忘れないようにしましょう。

ポイント デイサービスで行う場合は時間に注意します

　サービス担当者会議は、利用者の自宅で行うことが一般的ですが、自宅にあまり人を入れたくないとか、十分な広さがないなどの理由で、他の場所で行うこともあります。ケアマネジャーの事業所の会議室を使ったり、デイサービスやショートステイの相談室を借りたりすることもあるでしょう。

● サービス時間中にはサービス担当者会議を開催できない

　デイサービスで行う際は、注意が必要です。利用者がそのデイサービスを利用している日に行うことは一見合理的なようですが、サービス時間中に開催してはいけないのです。

　どうしても利用日にデイサービスでサービス担当者会議を行う場合には、サービス時間を短縮して、サービス開始前か終了後に会議を設定します。

● 会議前後の送迎が介護保険でできないこともある

　この場合、保険者によっては、サービス担当者会議の前後の送迎は介護保険ではできないと判断するところがあるようです。

　つまりサービス開始前に会議をする場合、迎えに行くのはデイサービスを利用するためではないと見なし、サービス終了後に会議をする場合、自宅へ送っていくのはデイサービスの利用と関係がないと見なすわけです。

　デイサービスでサービス担当者会議をしようと考えている場合は、事前に保険者に確認しておきましょう。

ポイント 病院での会議もあります

● 退院前カンファレンス

　利用者本人が入院している場合など、サービス担当者会議を行う前に、病院内で退院前カンファレンスを行うことがあります。これは、病状や今後必要な医療的ケアやサービス実施上の留意点などを、入院先の医師や看護師と共有したりアドバイスを得ることを目的としています。

　退院前カンファレンスは、ケアマネジャーが主催というよりは病院の退院支援看護師やメディカルソーシャルワーカー（MSW）などが進行することがほとんどです。

● 専門用語がポンポン出て、話について行けないことも

　入院に至った経緯や治療内容、退院後の療養などについての説明に専門用語（特に医学的な）が多用されたり、立て板に水のように情報が一方的に示されたりと、慣れていないケアマネジャーの場合、議題の流れについて行かれないこともあるでしょう。

　ケアマネジャーの多くは、医療系出身ではないでしょうが、少なくとも事前に得ている病名や症状について自分なりに下調べをしておきます。退院後の支援でどのようなことに注意すべきか、どのようなサービスを導入すべきかなどをあらかじめイメージして参加すると、カンファレンスについて行くことができるようになります。

● 本人と家族が置いてきぼりにされがち

　病院で行われるこのようなカンファレンスは、ともすると本人や家族が置いてきぼりにされがちです。

　ケアマネジャーは、時には、専門用語や難しい説明につ

いて質問して本人や家族の理解を促したり、通訳的な役割を担う必要もあるでしょう。

ポイント サービス担当者会議をしなくてもいい場合

サービスの曜日が変更になる場合や、単なる短期目標期間の更新などでは、サービス担当者会議を開催しなくても構いません。ただし短期目標の更新の場合は、全事業所に照会をする必要があります。

詳しくは厚労省の「通知vol155」を確認し、それでも判断に迷うような場合は、保険者に確認し、確認内容を支援経過に記載しておきましょう（確認日時、誰に確認したかなども忘れずに）。

● 事業所内のケアマネジャー交代の場合

新人ケアマネジャーが、よく直面するケースです。先輩からケースを引き継ぐ際、サービス担当者会議を開催しなくてもよい場合があります。新しい担当者が、利用者やサービス担当者と面識があることが条件です。この場合、ケアプランも担当ケアマネジャー名の変更だけでよいとされることがあります。

● サービスの一部変更の場合でも、
　全事業所がサービス担当者会議に出席する

たとえば、新たにサービスを１つだけ追加する場合でも、そのサービス事業所以外の事業所にもサービス担当者会議に出席してもらう必要があります。

とはいえ、多忙な中、何度も来てもらうことは難しいので、このようなときは照会を忘れないようにしましょう。

32 当日の進行

サービス担当者会議では、短時間で各サービス担当者からの意見を引き出し、サービス提供方法や内容、目的などを共有します。

ポイント サービス担当者会議の流れ

サービス担当者会議開催の場所や参加者によりますが、できるだけ利用者や家族と一緒に、互いの顔が見えるような座り方をしましょう。

利用者が主役ですから、皆の顔が見えて声が聞こえるよう配慮します。

① あいさつ（会議開催の趣旨、終了予定時間）

② 参加者の紹介

③ 各議題の検討

④ 議題ごとのまとめ

⑤ 全体のまとめ

ポイント 会議に先立って開催の趣旨などを伝えます

● 会議開催の趣旨

まず、会議開催の趣旨をきちんと伝えましょう。

「要介護認定の更新の結果、要介護度〇となりましたので、今後のサービス内容について検討するために会議を行

います」というように話します。

● 会議の終了予定時間

　そして、あまりこれは実行するケアマネジャーがいないのですが、会議の終了予定時間を最初に告げておきます。
「本日の会議は、〇時〇分に終了したいと思いますので、ご協力をお願いします」
　終わり時間を宣言しておくことで、進行をスピーディにできますし、参加者が次の予定を気にしてそわそわしたり、途中で退出したりするのを防止する効果もあります。
「〇時〇分までいられない方はいますか」
と聞いておいてもよいでしょう。途中退出予定の担当者に関する議題を先にもっていくなどの工夫ができます。

● 参加者の紹介は忘れずに

　うっかりしがちなのが、参加者の紹介です。
　ケアマネジャー自身は、割合どの事業所の担当者のことも知っているのですが、参加者同士、そして利用者や家族は、案外会議に参加している事業所の担当者のことを知らないものです。これは、利用者に直接サービスを提供している職員と、サービス担当者会議に参加する職員が異なることがあるためです。
　ケアマネジャーが順に事業所名と氏名を言ってもいいでしょうし、本人に自己紹介をしてもらってもいいと思います。その際、
「〇〇さん（事業所名でも個人名でもいいですが）には、△△のサービスをしていただいています」
というように、提供しているサービス内容についても補足情報をケアマネジャーが伝えるとよりよいでしょう。

ポイント 司会進行をスムーズに進めるコツ

● 話し合うことは、あらかじめ選び出しておく

慣れないうちはここからが本当に大変なところです。

第2表（→P.100）の「サービス内容」をすべて話し合う必要があるのか、たとえば短期目標更新の場合などでほとんど前回のプランと変化がない場合は、変化のあったところに焦点を絞り、変化のないところはさらっとおさらい程度に触れるなど、あらかじめ話し合いたいことをピックアップしておくといいでしょう。

● 具体的に尋ねる

サービスの内容ごとに担当者に意見を求めるわけですが、その際は漠然と、

「サービスの状況を教えてください」

という問いかけをするのではなく、

「〇〇をして頂いていますが、ご本人の様子や介護方法などの変化はありましたか」

「〇〇のサービスを担当していただいていますが、ご提案や皆さんと共有したほうがいい情報などはありますか」

など具体的に尋ねたほうが、より良い情報を得られます。

● 担当者に話題を投げかける

また、ケアマネジャーから、

「最近〇〇さんのご様子にこのような変化がありましたが、△△サービスさんいい方法はないでしょうか」

といった投げかけをしてどんどんサービス担当者から意見を引き出しましょう。

● 内容ごとに利用者や家族の意向を確認する

忘れてはならないのが、本人および家族の意向です。サービス担当者会議は専門家の会議といったイメージで、本人が全く口を開けないなんていうことはよくあります。

そもそも利用者に会議内容が聞こえていないとか、利用者が何について話されているのかわからないことも決して少なくはありません。

ケアマネジャーは、利用者や家族にも意向の確認や意見を求めることを忘れてはなりません。話し合った内容ごとに「○○の件は、このようにするということでよろしいですか」と確認していくことも必要です。

> **やっちゃった！ そして誰もいなくなった**
>
> 特にポイントを決めずにサービス担当者会議をだらだら行っているうちに、「デイの送迎の時間なので」とか「次のサービスの時間なので」と1人抜け2人抜けしていき、結局結論が出ることなく会議が終了するということがあります。まさに「そして誰もいなくなった」状態です。

> **やっちゃった！ 読むだけケアマネ**
>
> 自分がつくったケアプランを片端から読み上げるだけという会議の進め方をするケアマネジャーがいます。読むだけであれば、会議を招集しなくてもいいはずです。ここで提示するケアプランはあくまで「原案」です。これをもとに各専門職が話し合い、共にケアプランを練り上げるわけですから、一方通行の会議は意味がありません。

> **ポイント** 会議のメモは自分なりに工夫して

　さて、会議の内容のメモを取るという、もう１つの大事な業務があります。恐らく進行をするだけで精いっぱいということもあるでしょうが、怠らないようにしましょう。

● 話し合う項目を箇条書きにして配布

　事前に何を話し合うか、簡単に項目を箇条書きにしたレジュメをつくって配布するのは１つの手です。何について話し合いたいかがまとめてあるので、参加者にも話の流れがわかりやすいですし、ケアマネジャー自身が記録する際も書きやすいはずです。

● 会議メモには自分なりの略語を使ってみる

　また自分なりの略語を使うのも１つの方法です。一般的によく使われているのは、「ヘルパー＝hp」「糖尿病＝DM」「家族＝fa」などでしょうか。

　また参加事業者名なども省略可能です。「さくらケアサービス」であれば「㊥」などのようにしてみます。

　自分があとから見て話し合った内容を思い出せればいいので、自分にだけわかればいいと割り切って、どんどん自由に書いていきましょう。

● レコーダーを使うという手もあるが

　それでもメモを取るのに自信がない場合、参加者全員の了承を得ることが前提ですが、レコーダーを使って録音することもできます。ただこの方法は会議録をまとめるのに思いのほか時間がかかるというデメリットもあります。

ポイント 会議の締めが肝心

　話し合うべき内容がすべて終わり、今後のサービス内容について詰められたら会議もほぼ終了です。

● 決まったことは必ず確認する
　ここで押さえておきたいことは、そこで決まったサービス内容や回数・方法について、必ず確認することです。

● 決まらなかったことは、共有する
　また会議において結論が出なかったことや、いったん保留となったことについても再度共有しておきましょう。

● おおよそのケアプラン交付日を伝える
　そしてケアプランの交付日について、おおよその目安を伝えて終了とします。

● 出席者への謝意を表す
　最後に参加してくれた担当者たち、および利用者や家族に謝意を述べることも忘れてはなりません。

ポイント 原案がそのまま承認された場合は署名捺印へ

　もし、ケアプラン原案がそのまま本案として承認された場合、ケアマネジャーが持参したケアプランに、利用者の署名捺印をもらうことになりますが、その場合は会議を解散したあとにしましょう。参加者の拘束時間を短くする配慮も大切です。

33 会議後の作業

会議が済んだからといって、まだ気は抜けません。会議を実施した旨を支援経過に記載することと、サービス担当者会議録(第4表)を作成するという仕事が残っています。

ポイント 会議録は会議後速やかに

会議録の作成作業は会議開催後速やかに行いましょう。その日のうちなら、書きなぐったメモからでも比較的容易に議事録を作成できます。しかし、3日もたつと当日に書くのに比べて倍の時間がかかってしまい、時間の無駄となります。スケジュールを決める際に、サービス担当者会議のあとには、記録のための時間を取るとよいでしょう。

● 福祉用具の必要性の有無も忘れずに

会議録にはすべての担当者の意見を記載することが望ましいのですが、忘れてはならないのが、福祉用具の必要性の有無です。福祉用具の場合、レンタルでも購入でも、いったん導入してしまうと、それらがあることが当たり前になってしまい、議題にすら上がらないこともありがちです。特に軽度者レンタル(要介護度1で車いすやベッドを借りる)の場合は、十分に会議で必要性について話し合うことが求められますので、きちんと記録も残しておきましょう。

● 参加できなかった事業者へは会議録を交付

サービス担当者会議録は、事業所等への交付を義務付けられていませんが、特に会議に参加できなかった事業者へは交付するといいでしょう。会議の内容や方針を共有する

ことができます。

利用者の署名捺印をもらったあと、ケアプランの交付を各事業所にする際に、一緒に送付するとより効果的です。

ポイント ケアプランはサービス開始前に事業者へ

利用者の署名捺印をもらったケアプランは、正式なケアプランとなります。サービス開始前に事業者に届けるようにしましょう。サービス事業者はケアプランに基づき、個別サービス計画書を作成し、サービスを実施するのですから、ケアプラン交付は早いに越したことはありません。

Check ケアプランの再作成もある

サービス担当者会議の結果、原案に一部手直しが必要な場合もあります。この場合はいったん持ち帰って、ケアプランを作成し直し、利用者宅を訪問して内容を確認してもらいます。サービス担当者会議をぎりぎりの日程（サービス開始の当日や前日など）で組んでしまうと、ケアマネジャーが一番苦労することになります。原案がそのまま本案にならないことも想定して、余裕のある日程で会議を行いましょう。

やっちゃった！ 福祉用具をケアプランに入れ忘れた！

ケアプランを更新する際、福祉用具をケアプランに入れ忘れてしまうことがあります。そこにあることが当たり前になっていて、アセスメントでも福祉用具の必要性を引き出すことを忘れてしまったためです。ケアプランに自分の提供サービスが載っていないと、担当者はがっかりですね。

● サービス担当者会議の要点（第4表）

サービス担

利用者名	技評次郎	殿		
開催日　　年　月　日		開催場所	○○病院カンファレンスル	

会議出席者	所属（職種）	氏　名	所
	ご本人	技評次郎氏	○○通所
	○○訪問看護ステーション	○○看護師	○○居宅
	○○訪問看護事業所	○○サ責	友人
検討した項目	○○病院入院中で、近々退院をするための会議 ・ご本人の現状の病状、今後の体調管理について ・自宅での生活において、必要と考えられるサービスについて ・ご本人の希望 ・各サービス担当者の提案 ・具体的サービス内容、回数について		
検討内容	・自宅での生活を支えるための支援が必要 　→訪問介護……3／w　午前1H　買い物・調理・掃除・洗濯 　　　　　　　　　　でできるので、干すことと取り込んでたたむこと） ・体調管理、病状管理、血糖コントロールに支援が必要 　→訪問看護……1／w　30分 　　　　　　　　　　バイタルチェック、服薬管理、生活指導等、フ		
結論	・○月○日に退院され、その日から訪問介護サービス開始とする 　入院していたため、当座の食糧が足りないことから、この日の 　常のサービス時間と異なり、臨時で14時からとする ・部屋の片付けについては、訪問介護のサービスでは対応しきれ 　いったん清掃業者を入れる ・洗濯は洗濯機に入れてスイッチを入れることまではご本人がで 　Hpの訪問時間に合わせてスイッチを入れておき、Hpは干すだ 　のを取り込む） ・食品の購入については、カロリー1600Kcal／日であること		
残された課題 （次回の開催時期）	退院後1か月経った時点で、モニタリングを実施した結果、必要て		

の要点　　　　　　　　　　　　作成年月日　　　年　　月　　日

居宅サービス計画書作成者（担当者）氏名　　サービス花子

	開催時間	開催回数
氏　名	所属（職種）	氏　名
○○相談員	○○病院MSW	○○氏
サービス花子	○○病院病棟看護師	○○看護師
○○○○氏		

> インフォーマルサービスの提供者にも参加してもらうようにします。

> 当日にやむを得ず不参加の担当者を事前に照会してあることを記載しておきます。

尿病かつ入浴の頻度が低いため）
・外出や入浴の機会を確保する
　→通所介護……ご本人の入浴希望は1〜2／w
　　　　　　　またリハビリの継続も必要

ランスのよいものを選択（ご本人がリクエストはする）
・入院前も体調管理や病状管理、血糖コントロールが不良であったことから、看護師によるバイタルチェック、服薬管理、生活指導等を実施
・自宅から出る機会がないため、安全に外出すること、人との接点をもつことを目的としたデイサービスの参加
　また自宅に浴室がないため、入浴の機会を確保する

5　サービス担当者会議

34 その他、気をつけておきたいこと

担当者会議の開催については、他にも留意すべきポイントがあります。

ポイント 介護保険外サービスの担当にも参加案内を

● 医師の参加は難しいことが多いが

医師を始めとする、介護保険外サービスの担当者を会議に呼ぶか否かは、判断に迷うところです。

医師の場合、訪問診療を専門的に行っている病院なら参加してくれることもありますが、かかりつけ医が総合病院の医師などの場合は、ほとんど参加することはありません。

それでも医師は利用者を支えるチームのメンバーなので、会議開催についての案内と、参加の可能性の打診、不参加である場合の意見の聴取などをするようにしましょう。

また会議終了後にケアプランを届けることも大切です。

● 訪問看護事業所にはできるだけ参加してもらう

医療保険でサービスを実施している訪問看護についても、担当者に是非参加をお願いしたいところです。

やはり介護職だけでは情報不足なこともありますし、病気やその関連知識、ケアの方法など、専門職ならではの意見を得ることができるからです。

介護保険でなく医療保険で訪問看護が行われる場合は、利用者の状態が悪化していたり、そもそも特定疾病だったりするわけですから、できるだけ参加してもらいましょう。

ケアプランの交付については、医師の場合と同じように忘れずにしてください。

ポイント 利用者や家族が参加しない場合もあります

基本的には利用者や家族を中心にサービス担当者会議を開催するべきですが、あえて利用者や家族抜きで会議を行うこともあります。

利用者本人が認知症や精神疾患等で、このような場面では不穏になってしまうケースや、虐待が疑われるケースなどがその一例です。基本から外れる対応をする場合には、その理由をきちんと支援経過やサービス担当者会議録等に記載しておきましょう。

またケアプランや支援経過等は利用者の求めに応じ、開示する義務があります。利用者自身や家族についての記載は、本人たちが目にすることを念頭に置いて表現方法を考えましょう。

ポイント 翌月の会議を念頭において

30人ぐらいの利用者を担当していると、毎月3回程度はサービス担当者会議を行うことになります。

もちろん利用者によってはほぼ毎月ということもありますし、半年に一度ということもあるので一概には言えませんが、常に翌月の会議が何件あるのかを念頭に置いて、余裕のあるスケジューリングができるようにしましょう。

ケアマネジャーは、何事も先に先に行動するようにしておかないと、突発的なことが起きた場合に、すべての予定が崩れてしまうことになりかねません。

自分なりのスケジュール管理や、ケアマネジャー用に作られた専用の手帳を使うなど、工夫してみてください。

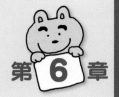

サービス開始から終結まで

35 ケアプラン決定と事業者との契約

ケアプランの作成には、覚えておかないといけない決まりごとがありますので、もう少し細かく説明していきます。

> **ポイント** サービス開始前にケアプランを決定します

サービス担当者会議で、ケアプラン原案がそのまま本案として承認され、その場で利用者の署名捺印をもらえるのが一番ですが、初回のケアプランなどの場合、実際にサービスに携わる人の意見を受けて、原案通りとならないこともあります。

● 作成日と同意日を揃える

ケアプランの同意と承認は、利用者本人または代筆者による署名日記載と署名捺印をもって確認します。ここで注意したいのが、「作成日」と「同意日」を揃えなくてはならないことです。

よく勘違いするのが、作成日はケアマネジャーがケアプラン（原案）を作成した日である、というものです。

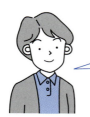

作成日は、利用者とケアマネジャーの間で、ケアプラン原案について説明し、同意を得た日です。

確かに原案はサービス担当者会議より前に作成し、印刷しておくでしょう。文字通りとらえるならば、その印刷した日を記載するのが正しいようですが、実はケアプラン作成においては、作成日の考え方が少し異なるのです。
　<u>作成日</u>とは、「利用者とケアマネジャーの間で、ケアプラン原案について説明・同意（共通認識）がなされた日」を指しますので、サービス担当者会議を実施して、ケアプラン原案について利用者やサービス事業者、ケアマネジャーが意見交換をし、サービス内容や方法が固まったその日が作成日となるわけです。

● **原案が本案となる場合は**

　原案がそのまま本案になった場合、作成日を原案印刷日にしておくと同意日と異なってしまいます。ですから、作成日を印刷せずに持参するとか（当日手で書き込むようにする）、サービス担当者会議の日付で印刷しておくなどの方法をとるとよいでしょう。
　原案が本案となった場合、もともとそれが原案であったことがわかるようにしておきます。「原案」と手書きでもよいですし、判を押しても構いません。サービス担当者会議の時点では原案であることがわかるようにしておきます。
　その後、原案通りでケアプランが決定となったら、その「原案」部分を二本線※で消しておきます。これで、「原案ではない＝本案である」と認められます。

※ 保険者によっては「原案と本案は別葉（別の書類）でなければならない」としているところもあります。

● **ケアプランはサービス開始前に。日程には余裕をもとう**

　あらかじめ作成したケアプラン原案がそのまま本案とな

らないこともあります。その場合は、いったん持ち帰って、サービス担当者会議で合意した内容に書き換えます。その後再びケアプランを持参し、利用者に署名捺印をもらいます。この場合、サービス担当者会議に持ち込んだケアプランは「原案」としてファイル内に残しておきます。

　ここで気をつけなくてはならないのが、原則としてケアプラン作成はサービスの開始前までに行うという点です。サービス担当者会議開催からサービス開始までの日にちがない場合、原案がそのまま本案とならなかったら、ケアマネジャーはその日のうちにケアプランをつくり直し、もう一度利用者宅に行かなくてはなりません。

　できるだけ日程に余裕をもって、サービス担当者会議を行うようにしたいものです。

> **ポイント** ケアプランの交付後、事業者と利用者でサービス契約

● 手渡しでも郵送でもよいが、記録は忘れずに

　ケアプランは、利用者およびサービス事業者に交付（書類を渡す）することが義務付けられています。渡す方法は手渡しでも郵送でもFAXでもよいのですが、個人情報保護に配慮した方法を選びましょう。

　また、交付した記録をきちんと支援経過に残しておく必要があります。

● 契約の時間についても事前に双方の意向を確認

　ケアプランが固まると、事業者との契約が必要となります。多くの場合、サービス担当者会議のあとに契約を交わすようです。ケアマネジャーがサービス担当者会議の日時

設定をする際に、契約についても利用者と事業者双方の意向を確認しておくとよいですね。

　複数の事業者が会議後に契約となると、時間がかかりますし利用者の負担も大きくなるでしょう。

● 契約には立ち会わなくて大丈夫

　契約は利用者と各事業者で行います。各事業者との契約には、ケアマネジャーが必ずしも同席する必要はありません。ただ、あまり依頼したことがない事業者だったり、キャンセル方法などの確認をしたい場合や、利用者自身の理解力に不足がある場合は、立ち会うことがあります。ケースバイケースと考えておきましょう。

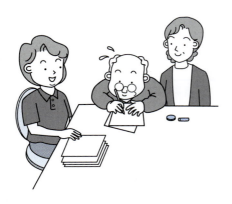

サービス利用票・提供票の作成と交付

ケアプランは、第1表から第3表のみと思いがちですが、サービスの実施される日時やサービスにかかる費用が記載されている、

●サービス利用票

認定済 申請中　令和　　年　　月分サービス利用票（兼居宅サービス計画）

保険者番号			保険者名							
被保険者番号			フリガナ 被保険者氏名							
生年月日	明・大・昭　年　月　日		性別 男・女	要介護状態区分		1　2　3　4　5				
				変更後要介護状態区分		1　2　3　4　5				
				変更日		令和　年　月　日				

提供時間帯	サービス内容	サービス事業者事業所名		日付	1	2	3	4	5	6	7	8
				曜日	金	土	日	月	火	水	木	金
15:00〜15:30	訪看I2	○○訪問看護ステーション		予定							1	
				実績								
	緊急時訪問看護加算I	○○訪問看護ステーション		予定								
				実績								
	訪問看護サービス提供体制加算I	○○訪問看護ステーション		予定							1	
				実績								
10:00〜16:00	通所介護II21	○○○○○○		予定					1			
				実績								
	通所介護入浴介助加算			予定					1			
				実績								
	通所介護サービス提供体制加算I	○○○○○○		予定					1			
				実績								
11:00〜12:00	生活援助3	○○訪問介護事業所		予定	1			1				
				実績								
11:20〜12:20	生活援助3	○○訪問介護事業所		予定						1		
				実績								
				予定								

サービスコード表から転記します。
訪問看護I2
訪問看護　指定訪問看護ステーション　30分未満

サービスごとに加算が別の行に記載されます

				実績								
				予定								
				実績								
				予定								
				実績								

サービス利用票や提供票なども含まれます。
ケアプランが決まると同時に、利用票と提供票を作成し交付することを忘れないようにしましょう。

					居宅介護支援事業者→利用者		
○○居宅介護支援事業所			作成年月日	令和　　年　月　日			利用者確認
			届出年月日	令和　　年　月　日			
	単位／月	限度額適用期間	令和　年　月　日から令和　年　月　日まで			前月までの短期入所利用日数	日

月間サービス計画および実績の記録																			
13水	14木	15金	16土	17日	18月	19火	20水	21木	22金	23土	24日	25月	26火	27水	28木	29金	30土	31日	合計回数
1							1							1					4
																			1
1							1							1					4
					1							1							4
					1							1							4
					1							1							4
	1		1			1			1										8
1							1							1					4

●サービス利用票別表

令和　年

> 1回あたりの単位数

区分支給限度管理・利用者負担計算

事業所名	事業所番号	サービス内容／種類	サービスコード	単位数	割引率%	適用後単位数	回数	サー単位
○○訪問看護ステーション	××	訪看I2	131111	463			4	
○○訪問看護ステーション	××	緊急時訪問看護加算I	133100	540			1	
○○訪問看護ステーション	××	訪問看護サービス提供体制加算I	136101	6			4	
○○訪問看護ステーション	××	訪問看護合計						(a
○○○○○○	××	通所介護II21	153661	562			3	
○○○○○○	××	通所介護入浴介助加算	155301	50			3	
○○○○○○	××	通所介護サービス提供体制加算I	156101	12			3	
○○訪問介護事業所	××	訪問介護サービス合計						(2
			区分支給限度基準額（単位）			16692	合計	6

種類別支給限度管理

サービス種類	種類支給限度基準額（単位）	合計単位数	種類支給限度を超える

要介護認定期間中の短期入所利用日数

前月までの利用日数	当月の計画利用日数	累積利用日数	認定有ないよ
0	0	0	

ス利用票別表

1か月の単位数

作成年月日　　　年　月　日

被保険者氏名　　　　　　　様

	種類支給限度基準内単位数	区分支給限度基準を超える単位数	区分支給限度基準内単位数	単位数単価	費用総額（保険対象分）	給付率（%）	保険給付額	利用者負担（保険対象分）	利用者負担（全額負担分）

総単位数から緊急時加算とサービス提供体制加算を引いた単位数

問看護の単位数

| | 0 | 1852 | 11.40 | 27542 | 90 | 24787 | 2755 | 0 |

地域やサービス種別により異なります

| | 0 | 2700 | 11.40 | 32262 | 90 | 29035 | 3227 | |

利用者が支払う額。デイサービスやショートステイの食費・居住費は含まれません

限度額オーバーが生じた場合、10割負担額を記入します

| | 0 | 6388 | | 80665 | | 72587 | 8068 | |

サービス種類	種類支給限度基準額（単位）	合計単位数	種類支給限度基準を超える単位数

分を超えましょう

6　サービス開始から終結まで

ポイント 利用票と提供票の違い

● **サービス利用票には利用者の確認欄がある**

サービス利用票とサービス提供票は一見するとほとんど同じもののようですが、記載されている内容に若干の違いがあります。

大きな違いは、サービス利用票にはすべてのサービスの実施日時や利用者が負担する費用（1割～3割）の総額が記載されていることです。サービス開始前に利用者に必ず説明をし、同意を得ておきます。支援経過には、説明し利用者の同意を得て利用票を交付したことを記載するようにしましょう。

● **サービス提供票には事業者ごとの内容が記載されている**

サービス提供票はサービス事業者ごとに、サービスの予定および費用が記載されています。サービス提供票の交付によって、サービスの具体的なオーダーをするわけですから、サービス実施より前に作成・交付をします。

ポイント 利用票作成時には給付（利用）限度額に注意

● **給付限度額を超えたら、10割負担とするサービスを選ぶ**

給付限度額を超えた場合、一般的には、単位数単価が最も低いサービスに10割負担分を位置付けることが多いようです。代表的なものは福祉用具レンタルです（1単位＝10円）。限度額を超したのが100単位だとすると、

$$100単位 \times 10円 = 1,000円$$

が10割負担分となるわけです。

単位数単価が11.40円のサービスなら、利用者の負担額は1,140円となりますので、利用者の意向を確認し負担が最も少なくなるよう単位数を割り振りましょう。

● **医療費控除の対象サービスは、介護保険の範囲内で**
　単位数単価だけが10割負担の位置付けを決める要素ではありません。たとえば医療費控除を申請する家庭なら、控除の対象となるサービスは介護保険の範囲に収めるようにしたほうがよいでしょう。10割負担分は控除の対象とならないためです。

●医療費控除の対象サービス

	居宅サービス等の種類
① 医療費控除の対象となる居宅サービス等	訪問看護 訪問リハビリテーション 居宅療養管理指導 通所リハビリテーション 短期入所療養介護 定期巡回・随時対応型訪問介護看護（一体型事業所で訪問看護を利用する場合） 看護小規模多機能型居宅介護 ※上記の居宅サービスを含む組合せにより提供されるもの（生活援助中心型の訪問介護除く）に限る
② ①の居宅サービス等と併せて利用する場合のみ医療費控除の対象となる居宅サービス等	訪問介護（生活援助（調理、洗濯、掃除等の家事の援助）中心型を除く） 夜間対応型訪問介護 訪問入浴介護／地域密着型通所介護／認知症対応型通所介護 通所介護 小規模多機能型居宅介護 短期入所生活介護 定期巡回・随時対応型訪問介護看護（一体型事業所で訪問看護を利用しない場合及び連携型事業所に限る） 看護小規模多機能型居宅介護 ※①の居宅サービスを含まない組合せで提供されるもの（生活援助中心型の訪問介護除く）に限る 地域支援事業の訪問型・通所型サービス ※生活援助中心のサービスを除く

※ 介護予防サービスがあるものは介護予防サービスも含みます。

国税庁HPより

予定が変更になったら利用票、提供票を再作成

　サービスの変更（特に追加）があった場合は、月の途中でも利用票と提供票を作成し、再交付します。費用にかかわる書類ですので、利用者の同意を得る必要があります。

Check チェック　10割負担の事業者には事前連絡を

　10割負担を位置付けたサービス事業者には、必ず事前に連絡をしておきます。ごく稀ですが、10割負担を受け付けていない事業者もあるためです。

やっちゃった！　あとで限度額オーバーがわかった！

　いつも給付限度額ぎりぎりまでサービスを利用しているケースで、デイサービスの臨時追加の依頼がありました。
　追加依頼のつど利用票を再作成していればよかったのですが、2度目3度目の依頼があったので、作成せずに過ぎてしまいました。限度額オーバーがわかったのは、事業所からのサービス利用実績が届いた時点。利用者からケアマネジャーへクレームが入ったのはいうまでもありません。

37 サービス開始

ケアマネジャーが作成したケアプランの交付をしたのち、各事業所が個別サービス計画書を作成し、それに沿ってサービスを提供します。

サービス開始前に個別サービス計画書を確認します

　ケアマネジャーのケアプラン同様、個別サービス計画書もサービス開始前に作成する必要があります。

　訪問介護事業所が初回加算を算定する場合は、個別サービス計画書が作成されていることが条件となります。ケアマネジャーは必ず個別サービス計画書を受け取りましょう。

　個別サービス計画書とケアプランの整合性もきちんと確認しましょう。同じ「調理」というサービスでも、生活援助としてヘルパーが行うものと、利用者の自立を支援するために見守りや声かけなどを主とする身体介護のものとがあるからです。

　ケアプランに位置付けたサービス内容と目的が合っているかを確認することも、ケアマネジャーの大事な業務です。

Check 個別サービス計画書の提出依頼はケアマネジャーの義務

　2015年4月より、個別サービス計画書の取得はケアマネジャーの義務となりました。ケアプラン交付の際、必ず個別サービス計画書を提出してくれるよう、事業所に依頼し、依頼したことを支援経過に記載しておきます。支援経過は、何度か催促しているのにもかかわらず提出されない場合に、ケアマネジャーが依頼をしている証拠になりますので、忘れずに記録してください。

38 モニタリングと再アセスメント

さてようやくサービスがスタートしましたが、ケアマネジャーはのんびりできるわけではありません。今度は、行われたサービスについてモニタリングを行うこととなります。

ポイント モニタリングはサービス開始月も行います

モニタリングは、毎月1回は必ず行わなくてはならない業務です。サービス開始初月も必ず行いましょう。

特に初回サービス直後は、利用者の「こんなはずではなかった」「思っていたのと違う」といった思いが出てくる可能性がありますので、とても大事なタイミングです。

改めて利用者宅を訪問し、対面してモニタリングする予定でも、初回サービス後に「いかがでしたか？」と電話を1本入れるような心づかいがあるとよいでしょう。この時点で不満や疑問を聞いて、利用者への説明なり事業者への依頼なりをしておくと、サービスの継続利用につながりますので、大事なひと手間です。

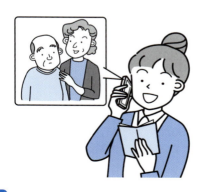

● **ケアプラン内容がわかる書類を持っていこう**

　モニタリングの際、何を持っていけばいいのか悩むところですが、そもそもの目的を考えてみれば、おのずと思いつくのではないでしょうか。

　ケアプランに位置付けられたサービスの実施状況や満足度、効果の有無等についてヒアリングをすることと、今後のサービス利用をどうするのかを決めるための訪問ですから、ケアプランの第2表や、その他ケアプランがわかるものを持っていくとよいでしょう。

　事務所で使っているソフトによっては、モニタリング用のシートがあり、そこにケアプランのサービス内容や短期目標が自動的に出てくるしくみもあるようです。それらのツールを有効に活用してください。

● **モニタリングの場所は、原則利用者宅**

　何らかの事情でショートステイに1か月行きっぱなしになっている、お泊りデイを連続利用していて自宅に戻らないなどの事情がある場合は、事前に保険者に相談しておくとよいでしょう。特例としてショートステイ先やデイサービスでのモニタリングが「致し方なし」と認められる場合があります。その場合には、支援経過に必ず「いつ誰に相談したか」「どのような回答を得たか」を記載します。

　また利用者や家族の強い拒否がある場合や、その他の事情がある場合も、必ず事前に保険者に相談してください。自己判断で自宅外でのモニタリングを行うのは、運営基準減算と判断されるリスクがあります。

　意思の疎通が困難な利用者にも、会う必要があります。言葉でのモニタリンができなくても、表情や全身状態の観察や生活環境の確認などはできるはずです。

● モニタリングシート

居宅介護支援モニタリングシート

利用者名		様	R	年
居宅サービス計画の実施状況				居
	短期目標	サービス内容	モニタリング方法	利用者
1	病状に合った食事を自分で準備して食べる	食材・調理済み食品の購入をする 簡単な調理（おかゆを作ったり魚を焼いたり）や後片付けをする	①自宅訪問 2 自宅以外訪問 3 電話	1 非常に満 ②満足 3 不満 4 苦情あり 5 わからな
2	近所の商店へ行ったり、通院をしたりすることができる	転倒に気を付けて歩くようにし、通院など遠方の場合は無理せずタクシーを利用する	①自宅訪問 2 自宅以外訪問 3 電話	1 非常に満 ②満足 3 不満 4 苦情あり 5 わからな
3	動きやすく清潔な環境を整える	掃除や洗濯物干し、ゴミの始末等を実施する	①自宅訪問 2 自宅以外訪問 3 電話	1 非常に満 ②満足 3 不満 4 苦情あり 5 わからな
4				1 非常に満 2 満足 3 不満 4 苦情あり 5 わからな
5				1 非常に満 2 満足 3 不満 4 苦情あり 5 わからな
総括				

> 基本は自宅訪問。
> 急な入院やショートステイ利用の場合などは、自宅外のこともある。
> 月末にサービス開始の場合は電話で実施することも。

事業者名：　○○○居宅介護支援事業所

日　　時	担当者名			
画の達成度と評価		プラン修正の必要性（必要な場合は理由）今後の方針と新しい目標		
度と要望	達成度の評価			
買ってきてれば自分でつくること	1 達成 2 ほぼ達成 3 達成しない 4 判断不能	1 あり ②なし	現時点では継続が妥当と考える。 糖尿病に適さない食品（お菓子や高カロリーの物など）の購入希望があるので、注意が必要。 →ヘルパーに再度依頼	
ぐそばのコン何回か行ってスーパーのよぞろえがないってきたのはバコだけ。	1 達成 2 ほぼ達成 3 達成しない 4 判断不能	1 あり ②なし	今のところ転倒せずに外出できている。 次回通院時のタクシーはCMが予約することを本人と確認した（通院日○月○日○時予約）	
濯は自分で回、腕が上がら干せないし取い、掃除とゴ難しいので手らいたい。	1 達成 2 ほぼ達成 3 達成しない 4 判断不能	1 あり ②なし	本人のADLから、継続が必要と判断した。	
家族の意見を書く。	1 達成 2 ほぼ達成 3 達成しない 4 判断不能	1 あり 2 なし	モニタリングの結果、プランを継続するのか変更するのかを記載。 判断した根拠も書いておく。	
	1 達成 2 ほぼ達成 3 達成しない 4 判断不能	1 あり 2 なし		

また直接サービス内容に関わらないことでも、気づいたことがあれば適宜支援経過に記載しておきましょう。

● モニタリングのタイミング

　運営基準では「少なくとも1月に1回」となっていますが、モニタリングはどの日に行ってもよいわけではありません。たとえば、サービス担当者会議の日に「せっかく自宅を訪問したから、モニタリングをしてしまおう」というのは、誤りです。サービス担当者会議を行ったということは、その日以降にサービス開始となるわけですから、そもそもモニタリングする対象がないわけです。

　確かに、ケアマネジャーは忙しいので業務は効率よく行いたいのですが、そもそもの目的が何なのかをきちんと考えて行動しないと、意味のないことになってしまいます。

Column 運営指導

　運営指導※の際、モニタリング内容を記載したシートがあったにもかかわらず、「支援経過に本人と面談したことがわかる記載がない」という理由で、運営基準減算となったケースがあります。運営基準にある「少なくとも1月に1回、利用者の居宅を訪問し、利用者に面接すること」に違反しているとの理由でした。きちんと自宅を訪問していても、そのことがはっきりわかる支援経過記録を残しておかないといけないという教訓です。

※ 一般的には「監査」と呼ばれることが多いのですが、正式名称は「運営指導」です。保険者や都道府県の指導担当職員が店舗へやってきて業務が運営基準に沿って行っているかの点検と指導をします。監査となるのは、よほど問題があるときだけです。

ポイント サービスをより適したものに調整します

　モニタリングをする際は、満足度（利用者と家族）だけではなく、目標の達成度についても確認する必要があります。モニタリングの目的の1つに、サービスをよりマッチしたものに調整するための情報収集があります。実際にサービスを利用してみたら思っていたのと違うこともありますし、サービス方法や内容、曜日や時間が利用者に合っていないこともあるからです。

　「ヘルパーさんがお風呂の手伝いに来ていますが、安全にお風呂に入れていますか？」とか「廊下に取り付けた手すりの使い勝手はいかがですか？」などのように、具体的かつ短期目標を意識して話を聞くとよいでしょう。

● プランをつくり直す場合もある

　モニタリングの結果、サービスを継続する・中止する、異なるサービスに変える、回数や時間を変えるなどの調整を行うことがあります。サービスを変更する場合、変更内容によっては改めてサービス担当者会議を開催し、ケアプランを作成し直します。

　会議の要不要、ケアプランの再作成の要不要は、厚労省の発信文書「介護保険最新情報VOL155　介護保険制度に係る書類・事務手続きの見直しに関するご意見への対応について」で確認しましょう。判断に迷うときには、念のためにサービス担当者会議を開催し、ケアプランの作成をするか、保険者に相談します。

　保険者に相談して回答を得た場合は、支援経過にその内容を記載しておいてください。

Check チェック 月末ぎりぎりにサービスを開始した場合

　月末ぎりぎりにサービスが開始された場合、その月のモニタリングをどうしたらいいかが、悩みどころです。

　もちろん月内に利用者宅を訪問することができればベストですが、電話によるモニタリングも可能と解説されている文献もあります。

　運営基準では、「モニタリングに当たっては、中略　次に定めるところにより行わなければならない。イ　少なくとも一月に一回、利用者の居宅を訪問し、利用者に面接すること。ロ　少なくとも一月に一回、モニタリングの結果を記録すること。」となっています。

　この文を、月に1回自宅を訪問していれば、モニタリングのためにもう1回訪問しなくていいと読むか、モニタリングは必ず自宅を訪問して行わなくてはならないと読むか、判断が分かれるようです。

　保険者ごとに考え方が異なりますので、このような月末ぎりぎりのサービス開始となる場合、事前に保険者に相談しておくほうが安心です。

ポイント 再アセスメントを行うタイミング

　モニタリングを行う中で、サービスや生活の状況以外に、利用者自身や生活環境、家族の状況の変化なども把握します。要介護認定の変更時や著しい状態の変化の際には、再アセスメントが必須となっていますが、それ以外も適宜ケアマネジャーの判断で再アセスメントを行うことができます。

　再アセスメントの結果、サービスの変更、増減などの必要性が生じれば、サービス担当者会議の開催とケアプラン作成というプロセスを実施します。

> **Check チェック** モニタリングやアセスメントの際、福祉用具を忘れずに
>
> 　住宅改修や福祉用具の購入、レンタルなどは、生活環境に溶け込んでしまい、用具の必要性やない場合の困りごとについて検討を忘れてしまいがちです。
>
> 　ケアプランに位置付けている以上、きちんと福祉用具の使用状況、効果についても確認しましょう。最初はいいと思って導入した手すりが、気がついたらタオル掛けになっていたり、訪問時、目につかないところにある用具が全く使われていなかったりということもあります。

ポイント 要介護認定の区分変更申請が必要な場合

　アセスメントの結果によっては、要介護認定の区分変更申請を行う必要があるかもしれません。更新時同様、区分変更申請に際してもケアマネジャーが手続きを支援、代行することがほとんどです。

● 区分変更申請をするタイミング

　区分変更申請はいつ行っても構いません。ただ一般的には毎月1日付で申請することが多いようです。区分変更申請をすると申請日から介護度が変わるので、介護度により利用料金が異なる通所系サービスや宿泊系サービスの場合は事務量が増えるという理由があるようです。

　区分変更申請をすると、たいていは当月内に介護認定されないので、必然的にサービス費の請求が保留となります。つまり前月25日に申請した場合には、前月と今月の2か月分の請求が保留になりますが、1日付けにすれば、請求保留対象月を最小限に抑えることができるわけです。

● 区分変更申請をするときの注意

　介護度が重ければいいと思う人もいるのですが、デイサービスやショートステイのように介護度ごとに利用料金が異なるサービスを使っている場合、利用者の自己負担額が上がることになります。この点は必ず利用者に説明しましょう。もちろん1月に利用できるサービス量が増えるわけですが、利用者がどのくらいサービスを必要としているか、バランスを考える必要があります。

> **ポイント** 認定調査に立ち会ったほうがよいことも

　更新申請や区分変更申請をすると、利用者宅に認定調査員が訪問し、調査を実施します。

　利用者自身や家族がきちんと現状を伝えられるのなら、ケアマネジャーは立ち会わなくてもよいのですが、プライドの高さや認知症などで、何でも「できます」と答えてしまうケースや、調査のときだけ張り切ってしまい、日頃のADLと全く違う様子を見せる可能性があるケースなどは、是非立ち会いましょう※。

※ 保険者によっては担当ケアマネジャーの立ち会いを不可とすることがあります。

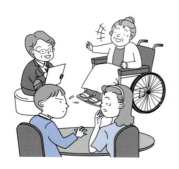

● 利用者のプライドを傷つけないように状況を伝える

　もちろん利用者自身の目の前で、調査員に対し利用者の言葉を否定したり「昼夜ともおむつをしています」といったプライドを傷つける発言はしないように気をつけてください。調査員の質問に対し、明らかに現状と合わないことを利用者が告げた場合は、メモを取っておいて、あとからそっと調査員に伝えます。

● 立ち会いは情報収集のチャンスでもある

　ケアマネジャーが調査に立ち会うメリットの1つに、アセスメントの一助となるADLや日常生活の状況を把握できることがあります。日頃接していると、あえて聞かないとか聞きにくいこともあるかもしれません。ところが調査員に対しては、「役所から来ている人」なので割と利用者自身も素直に答えます。認定調査の立ち会いはケアマネジャーにとって有効な情報収集のチャンスといえるでしょう。

● 代弁者としての役割も重要

　もちろん利用者自身が表現しにくいことや説明が難しい事柄については、代弁者としての役割も果たします。

　要介護認定は、全国同一の基準でなされますが、調査の際に「どれだけ困っているか」「どの位介護を必要としているのか」などの情報を、調査員に提供するかどうかで、結果が変わることがあります。

　ただ単に要介護度を重くしたいというのは無理ですが、同じ「排泄の介助」でも、「○○の理由で1回の介助に30分以上かかります」「1日に10回以上の介助が必要です」などの補足情報は、要介護認定の結果に影響するでしょう。

39 支援の終結

利用者が亡くなったり、老健や特養などの施設に入所したり、転居したり、さまざまな理由でケアマネジメントが終了します。

ポイント 利用者や家族との関わりを締めくくります

　ケアマネジメントが終了となる理由にもよりますが、利用者や家族との関わりをどのように締めくくるかは大事なポイントです。

　入所や転居などの場合は、前もって予定日がわかっているでしょうから、その前に月1回の定期訪問とアセスメントのために訪問日を決めておきます。訪問日には、毎月の業務はもちろんのこと、過去分の帳票類で万が一確認印をもらい忘れているものがあればそれも持参し、署名や捺印をしてもらいましょう。

● 本人の状況に合わせて挨拶を

　入所や転居などが必ずしも利用者本人の意にそぐわないこともありますので、その辺りの事情を踏まえた挨拶をする必要があります。

　利用者が望んでいく場合には新しい生活を楽しめるように配慮した言葉かけを、そうでない場合にはあまり転居先や施設については触れず、今までの関わりについての謝辞であったり、利用者の健康を願う言葉であったりに留めるなどの臨機応変な心遣いができるとよいでしょう。

● 後任のケアマネジャーへの情報提供

　利用者の行先によっては、移転先のケアマネジャーや関

係者に、利用者の情報を提供する必要があります。

　一般的には前任のケアマネジャーから後任のケアマネジャーへ、現在のケアプランやアセスメントなどを送付し、情報提供する方法が取られていますが、厳密には運営基準で以下のように定められています。

　「指定居宅介護支援事業者は、利用者が他の居宅介護支援事業者の利用を希望する場合　──中略──　当該利用者に対し、直近の居宅サービス計画及びその実施状況に関する書類を交付しなければならない」

　つまり、ケアマネジャーからケアマネジャーに直接、情報提供することは運営基準に則していない行為となります。とはいえ、効率や利便性を考えると、利用者を介して情報をやり取りするのが最善策でないこともあるでしょう。その場合は原則を踏まえたうえで、直接やり取りをすることについてきちんと支援経過に記載します。

● 利用者が亡くなったら

　利用者が亡くなった場合、葬儀に参列するか否か、香典や供花をどうするかなどの悩みも出てきます。このあたりは所属している事業所や法人の考え方に従います。

　しかし、葬儀には参列しない、香典もお花も出さないという事業所の方針だからといって、担当ケアマネジャーが全く顔を出さないことに、利用者家族の理解を得られるでしょうか。葬儀よりも前に自宅に伺って線香を手向ける、葬儀後しばらく間を空け家族へのねぎらいを兼ねて訪問するなどの心配りは必要でしょう。実際に、ケアマネジャー以外のサービス事業所が通夜に出て、家族に「ケアマネジャーは顔も出さなかった」と文句を言われたことがあったそうです。利用者のために一生懸命仕事をしても、最後

の最後の対応で評価が180度変わってしまった残念な例です。

● 書類の保管期間は要確認

　支援が終了すると、利用者に関わる大量の書類をどうするべきかという問題に直面します。運営基準では「完結の日から2年間保存しなければならない」と定められています。

　ところが、事業所の所在地を管轄する都道府県や市区町村の条例では「5年」と定めているところが多いようです。従って業務を行う地域ごとに、必ず保管期間を確認し、それに合わせて保管方法や場所を決めましょう。

Check 支援終了後に記録を見たいと請求されたら

　支援が終了したあとに何年かたってから「当時の記録を見せてほしい」と請求されることがあります。遺産相続や家族間の争いに関わることが多いようです。請求者が契約書を取り交わしている家族以外の場合は、本当にその人に資料を開示していいのか確認する必要があります。

Check 年金の書類にサインを求められたら

　利用者が亡くなった場合、年金の支払いに関する書類にサインを求められることがあります。これは亡くなった人がもらえるはずであった年金を、家族が受け取るために必要な手続きの1つで、亡くなった人と請求する人が生計を1つにしていたことを第三者が証明するというものです。

　生計を1つにしていたかどうかは、ケアマネジャーが知らないことも多くありますし、またそのような証明をしないように定めている法人もありますので、安易に承諾せず、まずは管理者に確認しましょう。

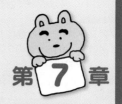

第7章

介護予防ケアマネジメント、その他

40 要支援者のケアプラン作成

ケアマネジャーの業務の1つに、介護予防ケアプラン(介護予防サービス計画。要支援者のケアプラン)作成があります。

> **ポイント** 委託を受けて介護予防ケアプランを作成します

要介護者のケアプラン作成は、本来は地域包括支援センター(包括)が担う業務ですが、委託という形で居宅介護支援事業所が請け負うことが多いようです。

要介護の場合同様、アセスメント、サービス担当者会議、ケアプラン作成、モニタリングを行うことになりますが、地域包括支援センターからの委託なので、業務の節目ごとに報告したり、ケアプラン等を承認してもらうため、包括に出向いたりする必要があります。

包括ごとに詳細な方法は異なりますが、包括とのやり取りが増える分、手間がかかるという印象をもつケアマネジャーもいるでしょう。

● 書式やケアプラン作成など、地域により異なる

介護予防ケアプランの書式は、アセスメントと、本人や家族の意向、サービスの内容と回数などが1つになったA3サイズの書式が厚労省から示されていますが、使いにくいという声があったことから、東京都などは独自にA4サイズの書式を作成しています。自分の担当地域ではどの帳票を使用しているか確認しておきましょう。

地域によっては、介護予防ケアプランはその地域の研修を受けてからでないと作成できないという独自のきまりもあるようです。

また地域包括支援センターとオンラインでつながるソフトを使用しているエリアでは、ケアマネジャーが包括に出向かなくても、書類がやり取りできます。

ポイント 介護予防ケアプラン作成の流れ

① 地域包括支援センターより委託の依頼を受ける
② 地域包括支援センターと居宅介護支援事業所とで委託契約を結ぶ
③ 地域包括支援センター職員に同行し、利用者宅で契約とアセスメントを行う[※1]
④ 介護予防ケアプランを作成し、地域包括支援センターへ持参し、内容についてコメントを記載してもらう[※2]
⑤ サービス担当者会議を開催し、介護予防ケアプランに利用者の署名捺印をもらう
⑥ 署名捺印をもらった介護予防ケアプランのコピーを地域包括支援センターへ持参する[※3]
⑦ 3か月に1回の自宅訪問（訪問しない月は必要に応じて電話で状況確認する）を行い、モニタリングをする
⑧ 給付管理
　各サービス事業所からの実績をそのまま包括支援センターへ届けるだけのこともあれば、ケアマネジャーが給付管理票を作成することを求められることもある
⑨ 半年ごとに地域包括支援センターへ介護予防ケアプランの評価記録を提出する

※1 包括によっては、このプロセスをケアマネジャーに丸ごと任せることもあります（契約は包括と利用者間のものなので、本来はケアマネの業務ではありません）。
※2 この時点では持参を求めない包括もあります。
※3 ④を省略した場合、ここで包括のコメントをもらいます。

ポイント 介護予防ケアマネジメント

　介護予防ケアプラン(介護予防サービス計画)は、要支援および基本チェックリストで事業対象と判断された対象者に対して作成するケアプランです。

　要支援者でも、訪問介護サービスと通所介護サービス※のみを利用する場合は、介護予防ケアマネジメントとなります。

※ 介護予防・日常生活支援総合事業です。

　また要介護認定を受けず、基本チェックリストのみの実施でサービスを利用する場合も、介護予防ケアマネジメントの対象となります。

● 3段階に分かれている

　介護予防ケアマネジメントのプロセスも、介護予防サービス計画とほぼ同じですが、どの程度ケアマネジメントに手間をかけるかは、3段階に分けられています。ここは保険者の裁量に任される部分なので、自分の担当エリアではどのような方法を採っているか確認しておきましょう。

● 総合事業のサービス内容や費用は独自に設定できる

　介護予防・日常生活支援総合事業(総合事業)のサービスは、介護予防訪問介護や介護予防通所介護とほぼ同様のサービス内容、時間数、費用に設定されていることが多いのですが、これらの条件は保険者が自由に設定できますので、独自の基準を設けているところもあります。

●介護予防ケアマネジメントの分類

①ケアマネジメントA（原則的な介護予防ケアマネジメントのプロセス）	
・介護予防・生活支援サービス事業の指定を受けた事業所のサービスを利用する場合 ・短期集中予防サービスを利用する場合 ・その他地域包括支援センターが必要と判断した場合	アセスメント →ケアプラン原案作成 →サービス担当者会議 →利用者への説明・同意 →ケアプランの確定・交付【利用者・サービス提供者へ】 →サービス利用開始 →モニタリング【給付管理】

②ケアマネジメントB（簡略化した介護予防ケアマネジメントのプロセス）	
・①または③以外のケースで、ケアマネジメントの過程で判断した場合（指定事業所以外の多様なサービスを利用する場合等）	アセスメント →ケアプラン原案作成 　（→サービス担当者会議） →利用者への説明・同意 →ケアプランの確定・交付【利用者・サービス提供者へ】 →サービス利用開始 　（→モニタリング（適宜））

③ケアマネジメントC（初回のみの介護予防ケアマネジメントのプロセス）	
・ケアマネジメントの結果、補助や助成のサービス利用や配食などのその他の生活支援サービスの利用につなげる場合（※必要に応じ、その後状況把握を実施）	アセスメント →ケアマネジメント結果案作成 →利用者への説明・同意 →利用するサービス提供者等への説明・送付 →サービス利用開始

※（　）内は、必要に応じて実施

厚生労働省資料より作成

> **Column　介護予防支援指定**
>
> 　令和6年の報酬改定で、居宅介護支援事業所が介護予防支援事業所の指定を受けられるようになりました。地域包括支援センターを介さずに、直接要支援の利用者と契約を結ぶことができる仕組みです。
>
> 　介護予防支援費が居宅介護支援費と比べ約三分の一であることから、積極的に指定を受けようとする事業所はほとんどないようです。

給付管理について

新人ケアマネジャーが、直接給付管理を行うことは多くありませんが、給付管理に必要な下準備は行う必要があります。

ポイント 国保連にサービス費用を請求します

給付管理とは、サービスを提供した事業者に、そのサービスの費用を支払うために必要な情報を、国保連（国民保険団体連合会）へ送る作業を指し、ケアマネジャーの業務の1つです。毎月10日までに、前月のサービス利用に関する給付管理データを国保連に送らなければなりませんので、スピードと正確さが求められます。

給付管理をすることで初めて、ケアマネジャーに対するケアプラン作成料が支払われます。

● 給付管理の下準備は新人も行います

ケアマネジャーになりたての人が給付管理業務を担当することはほとんどないはずですので、慣れないうちは、自身の担当ケースの実績をきちんと入力し、給付管理が正しく行われるようにすれば十分です。具体的には、自分が作成したサービス提供票と、各事業者からのサービス提供実績を突き合わせ、最終的にサービス利用料を確定します。

ポイント ケアプランとサービスの整合性をチェック

ケアマネジャーは自身が作成したケアプランと、サービスの整合性をチェックする役割も担っています。

サービスが予定回数を下回っている場合には、利用者の

体調不良なのかサービスが気に入っていないのかなど、理由を探らなくてはなりません。反対にケアマネジャーの知らないところでサービス回数が増えているなら、ケアプランを見直す必要があります。

ポイント ケアプランと実績の違いをチェック

時にケアマネジャーが知らない、サービスの増減や時間変更などがサービス実績報告に含まれていることがあります。このような場合、必ず事業者に確認し、サービスが適切だったか判断します。「ケアプランにないことはできない」という原則があるので、安易に実績として認めてはなりません。

● 入浴介助のはずが、掃除に

入浴介助のため、「身体介護2（身体介護のみで1時間未満）」でサービスを依頼したのに、利用者の体調不良や希望等で、「生活3（家事のみで45分以上）」を実施した例があります。理由を聞くと「利用者がお風呂に入らないと言ったので、掃除をしました」という返答です。

この場合の対処はケースバイケースです。独居でない場合は生活援助自体認められませんので、自費での利用に切り替えざるを得ないかもしれません。また、独居で必要性がある場合は、サービス担当者会議を開催し、ケアプランを変更する必要が出てくるかもしれません。

※ 実際のサービスよりもあとにケアプランを作成することは基本的に認められません。

● 入浴介助のはずが、清拭＋掃除に

　また「身体2」で依頼したにもかかわらず、戻ってきた実績が「身体1生活1」だったというケースもあります。1時間で入浴介助を依頼していたのに、当日利用者の体調がすぐれず清拭だけにしたところ、時間が30分で済んでしまったので、残りの30分で掃除をしたということです。しかし、現場の勝手な判断でサービス内容や区分を変更してはいけません。事業所に理由を伝え、変更された区分では給付管理ができないことを理解してもらいましょう。

　また、このようなことが起きないよう、利用者自身の体調や天候等にサービス内容が左右される場合は、あらかじめその場合の代替案をケアプランに盛り込みましょう（→P.110）。

ポイント そのほか、注意すべきこと

● サービスごとに単位数は確認する

　サービス事業所から届く実績をチェックする際は、サービスの時間数や回数だけでなく、事業所ごとの総単位数までしっかり突き合わせましょう。

　ケアマネジャーが給付管理する数字のほうが、サービス事業所が提出する数字よりも有効とされるので、1単位でもケアマネジャーの出す数字が少ないと、事業所にはその分のサービス料が支払われません。

● 利用者の基本情報は正しく入力すべし

　給付管理では、利用者の情報を正しく入力することが不可欠です。たとえば男性か女性かを間違えたり、生年月日を間違えたりするだけで、給付管理ができず、もちろんケアプラン作成料ももらうことができなくなります。

給付管理がうまくいかない場合は返戻（へんれい）と呼ばれる通知が国保連から来ますので、何が間違っていたか確認して情報を修正しなくてはなりません。ケアマネジャーが入力を間違えることで、サービス事業所にはサービス料が入金されなくなってしまいますので、責任重大です。

● **居宅サービス計画作成依頼（変更）届出を忘れずに**

　保険者にこの届け出をしないと、ケアマネジャーは給付管理できません。届け出ても、タイミングが遅いと給付管理までに国保連に情報が届きません。注意しましょう。

● **要介護認定が確定していない場合の給付管理**

　サービス利用月の月末の時点で、要介護認定が確定していない場合は、給付管理ができません。給付管理データ作成者にその旨をきちんと伝えておきます。必ず、各サービス事業者にも、給付管理できないことを連絡しておきましょう。また翌月以降に要介護認定が確定してから、対象者の給付管理を忘れないよう、工夫が必要です。

※ 認定がおりた時点で、新しい要介護度でサービス提供票を作成し、忘れずに事業所に交付しましょう。

● **区分支給限度基準額を超えてサービスを利用した場合**
● 事業所に通知する

　区分支給限度基準額を超えてサービスを利用した場合（限度額オーバー）は、サービス事業所に通知しなければなりません。サービス利用票・提供票を作成した時点で限度額オーバーが生じる場合も、実績が揃った時点で初めてわかる場合も、同様です。

　具体的には、どの事業所にどれだけ自費請求分（10割

自己負担額)を割り当てるか、介護保険での請求は何単位なのかを知らせます。忘れてしまうと、事業所はサービス料を請求できませんので、注意してください。サービス提供票を作成した際の限度額オーバー単位数と実績の単位数が合っている場合は、その旨を伝えます。合っていない場合は、サービス提供票別票をつくりなおして通知します。

　通知の際は、実績を入力し、計算しなおしたサービス提供票と実績をFAXするなどして、証拠を残します。送るタイミングも重要で、必ず相手が国保連へサービス費を請求する前に送ります。まれに自費請求を嫌がる事業所もあるので、事前に確認しましょう。

● 利用者への説明

　利用者には、限度額オーバー額が確定した時点でサービス利用票を再作成し、実際に発生する自己負担額を説明し、後々金銭的な問題が起こるのを防止します。また、実績を入力したサービス利用票を次回訪問の時に持参して説明と交付を行い、その旨を支援経過に記載しておくとなおよいでしょう。

● 自己負担額の割り当ては利用票の作成時に決めておこう

　どの事業所に自己負担額を割り当てるかは、サービス利用票作成時に利用者と決めましょう。一般的には、単位数単価が最も安価な福祉用具貸与に自己負担額を割り当てます(同じ単位数でも利用者負担額が最も低くなる)。単位数単価が低いサービスに自己負担額を割り当てるのも妥当ですが、同じ単位数単価のものがある場合は、医療費控除の対象サービスを除くなど工夫します(➡P.193)。

※ 認医療費控除の対象は、居宅サービス費に係る自己負担額(介護保険給付の対象となるものに係る自己負担額に限る)と定められています。

42 加算と減算

ケアプラン作成料には、加算や減算要件があります。おもなものは覚えておきましょう。

① 特定事業所加算（Ⅰ・Ⅱ・Ⅲ・A）

事業所に1名以上の主任介護支援専門員を配置し、研修や所内会議等の要件を満たすことで、事業所で担当している全ケース（要介護のみ）に対し、114〜519単位が上乗せされます。おもな要件は以下の通りです。

- 困難ケースの受け入れをしている
- 特定事業所集中減算に該当していない
- 週に1回の事業所内会議を行っている
- 職員全員の研修を計画的に行っている
- 介護支援専門員実務研修における実習生受け入れをしている
- 24時間連絡が取れる体制を取っている

② 初回・退院時加算

初回加算は、以下の場合に300単位上乗せされます。

- ケアプランを初めて作成
- 要介護認定が2段階以上変化（重くなる場合も軽くなる場合も）した際にケアプランを作成

アセスメントをし、ケアプランを新たに作成する手間を評価するしくみです。

> ☑ 自事業所で初めてケアプランを作成しましたか
> ☑ または2か月以上サービス利用がありませんでしたか
> ☑ 介護認定が2段階以上変わりましたか
> ☑ 退院時加算を同時に取っていませんか

　初回加算と同じようなタイミングで加算されることが多いのが、退院時加算です。これは病院からの退院時や介護老人保健施設等の施設からの退所時に、入院入所先にケアマネジャーが出向いて情報収集したり、カンファレンス※を行ったりする手間を評価するしくみです。

> ☑ 初回加算を同時に取っていませんか（同時には取得できません）
> ☑ 1回の入院に対し3回まで加算できますが、3回分取得する場合、入院入所先の医師とのカンファレンスを行っていますか
> ☑ カンファレンス等の記録はありますか

　退院対処加算の「カンファレンス参加有」は、病院等で行われるカンファレンスに、在宅で医療的サービスを担う担当者の2名以上参加が算定要件です。

※ 退院時加算におけるカンファレンスの要件は、病院側から医師や看護師の参加が1名以上、在宅側からはケアマネの他に2名以上の医療職が参加することとなっています。

③ 入院時情報連携加算

　担当している利用者が入院した場合、病院へ出向いたり、書類を郵送やFAX[※1]したりして、日頃の利用者の状況やサービス利用状況などの情報を医療機関へ提供することで取得できます（平成30年の報酬改定で、入院してから情報提供までの期間で加算額に差が出ることになりました）。

医療機関にとっては、平時の状況がわかる**貴重な情報**なので、入院の連絡を受けたらできるだけ早く提供しましょう。

情報は、連携シート[※2]で共有しているところもありますし、ケアマネジャーの作成しているアセスメントシートやケアプランを持参する方法を採っているところもあります。

前者の場合は、必ず控えを取っておきます。後者の場合は支援経過にきちんと何を持参して誰に渡したのか記録しておきましょう。

> ☑ 入院した当日中に病院へ情報を提供しましたか
> （加算Ⅰ）
> ☑ 入院から3日以内に病院へ情報を提供しましたか
> （加算Ⅱ）
>
> 提供の方法は持参・郵送・FAX。

※1 郵送やFAXの場合、相手が受け取ったことの確認と記録が必要です。
※2 平成30年の報酬改定で厚労省より様式例が示されました。

④ 小規模多機能型居宅介護事業所連携加算

担当している利用者が、小規模多機能型居宅介護へ移行する際に、利用者の情報を小規模多機能型居宅介護事業所へ提供すると取得できる加算です。

⑤ 看護小規模多機能型居宅介護事業所連携加算

担当している利用者が、看護小規模多機能型居宅介護へ移行する際に、利用者の情報を看護小規模多機能型居宅介護事業所へ提供すると取得できる加算です。

⑥ 緊急時等居宅カンファレンス加算

病院や診療所の求めに応じ、医師や看護師らと利用者宅

でカンファレンスを行った場合に算定できる加算です。

⑦ 特定事業所集中減算

　居宅介護支援事業所ごとに、ケアプランに位置付けているサービスが1法人に集中していないかを確認するしくみです。年に2回（後期3月〜8月　前期9月〜2月）所定の書式に、対象となるサービス種別（訪問介護、通所介護、福祉用貸与）ごとに集中率を記載しなくてはなりません。

　この3つのサービスのうち1つだけでも80％を超してしまうと、その事業所全体のケアプラン作成料すべてが200単位ずつ減算となってしまいますので、注意が必要です。減算の期間は、3〜8月分は9月に集計し10月から半年間、9月〜2月分は3月に集計し4月から半年間です。

　事業所によっては、特定事業所集中減算を回避するよりは自社サービスをたくさん使ったほうが利益が出るという考え方もあるようですが、ケアマネジャーに求められている「公正中立」というあり方とは相反することを覚えておきましょう。

⑧ ターミナルケアマネジメント加算

　平成30年の報酬改定で創設された加算です。悪性腫瘍末期と診断された利用者に、24時間連絡体制を整え、医師や関係機関と密に連携し、在宅看取りまでを支援することを評価します。亡くなる2週間前の2回以上の自宅訪問が要件です。通常ならケアプラン作成時に必要なサービス担当者会議開催のプロセスは、医師からの助言を条件に省略可能です。

ケアマネジメント以外の業務

ケアマネジメントの範囲ではないけれど、ケアマネジャーが携わることが多い業務がいくつかあります。

● 認定調査

保険者からの依頼で、認定調査をすることがあります。担当地域の保険者以外の遠隔地からの依頼が来ることもありますが、契約や書類のやり取りなどの手続きが面倒という理由で断る事業所もありますので、勤務先の方針を確認しておきましょう。事業所によっては、ケアプランの担当件数が少ないケアマネジャーに、優先的に担当させることもあるようです。

● 各種申請代行

介護保険外のさまざまな施策に関する申請や申し込みを、ケアマネジャーが行うことがあります。おむつ支給やゴミの戸別収集の申請をはじめとして、高額介護サービス費の還付手続きや身体障害者手帳の申請手続きなど、さまざまな手続きがあります。

これらは必ずしもケアマネジャーがすべきものではないのですが、他にできる人がいない場合は、ケアマネジャーがせざるを得ないというのが現状です。

そうはいっても、現金や通帳等の預かりや銀行の手続き等にはタッチしないようにしましょう。社会福祉協議会などが行っている地域福祉権利擁護事業や成年後見制度を活用すれば、ケアマネジャーが携わらなくても済みます。

● **受診の予約**

　利用者自身が何らかの事情で、病院へ連絡したり予約を取ったりできない場合、ケアマネジャーが代行することがあります。ケアマネジャーに頼めば「介護タクシーや付き添いのヘルパーの手配を一緒にしてもらえるから」というような理由もあるでしょう。とはいえ、ケアマネジャーの仕事が増える原因ともなりますので、なるべく控えたいものです。

　時には病院の付き添いをすることがあります。主治医との情報共有や相談をしたい場合※などにはよいでしょうが、毎回付き添うことはありません。

※ 医師や歯科医師の診察を受ける際に同席することで、通院時情報連携加算（50単位）を取得することができます。

● **救急車への同乗**

　利用者に何かあるとまず、ケアマネジャーに連絡が来るのが一般的です。独居の利用者の場合、救急車を呼ぶ際には、ほぼ必ずケアマネジャーに連絡が入り、可能な限りケアマネジャーが同乗するのがお決まりのようですが、これはケアネジャーの義務ではありません。

　日頃から訪問介護サービスの自費契約（救急車に同乗して付き添うことは介護保険サービスではないので）を結んでおくようアドバイスをしたり、救急搬送時に持参すれば日頃の医療情報や家族の連絡先がわかるようなツール※を用意しておくなどの工夫をしたりすることも大切です。

※ 自治体によっては、冷蔵庫に入れておく救急医療情報キットを配布しています。

第8章

こんなときは

44 医療機関との連絡・調整（ルールとマナー）

ケアマネジャーが苦手としがちで、かつ避けて通れないのが、医師や看護師などの医療職との連携です。

ポイント 医療職とのつきあい方を覚えましょう

医療職は敷居が高いとか、言い方がきついとかいろいろ思うところはあるでしょうが、つき合い方を覚えれば、さほど難しいことはありません。

● 医療職は忙しいから、伝えることはメモして簡潔に

急ぎの要件でない限り、連絡方法は電話以外の手段をまず考えましょう。電話をする場合は、相手の仕事のスケジュールを考慮する必要があります。

医師への電話の場合、受付担当者や事務職が出るでしょうから、いつ電話したら担当医と話ができるか尋ねてみます。もちろん、手短に自分が誰（利用者名）の担当のケアマネジャーで、どのような目的で電話したのかを説明してからでないといけません。「○時におかけください」とか「お急ぎなら今おつなぎしますよ」などの返事をもらえるはずです。

訪問看護の看護師は、午前・午後とも訪問に出てしまっていることが多く、つかまえることが難しい職種です。急ぎでなければFAXを送り、急ぎなら電話をかける際に一言「お昼時に申し訳ありません」などと配慮を伝えましょう。

いずれの場合も、事前に自分が何を伝えたいのか箇条書きでメモし、簡潔に伝えられるようにしておくといいでしょう。

● 医療職とは使う言語が違う？

　同じ日本語にも関わらず、医療職と介護職とでは話のしかた、伝え方に違いがあることが多いようです。

　医療職の場合、結論を先に言う、数値で示すというような特徴があります。かたや福祉職は、結論に至るまでの自分の考えや経緯などを述べたり、「いつもより具合が悪そう」など、曖昧で印象にもとづいた報告をしたりする傾向があります。

　どちらが正しいとか、間違っているということはありませんが、忙しい相手に伝えることを考えると、医療職の使う言語（話し方）を意識するといいでしょう。

　もちろん、「何だかいつもと違う」といった日頃よく利用者を見ている介護職の漠然とした直感めいた気づきは大切です。ただ、それを医療職に報告・相談するなら、基本的なバイタル（体温、血圧、脈など）を伝えるとか、食事や水分量を具体的に数値で示す、などの工夫が必要です。

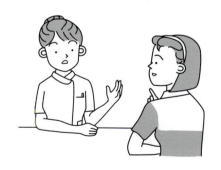

● 医師に意見を求める場合は、ひと工夫が必要

　軽度者レンタルや通所リハビリや訪問看護などの医療系サービスを利用する際には、主治医に必要性についての意見を求めなければなりません。

　ここで、安易に書類作成をお願いすると、文書料が発生し、利用者に請求がいく場合があります。介護保険のルールでは、書面による確認を求められていない場合は、電話や面会時に口頭で確認し、内容を支援経過に記録すれば十分です。

　医師が忙しく、電話で話すのが難しい場合は、FAXや手紙に簡潔に質問内容を記載し、「〇〇のサービスが必要と認めます」「認めません」という選択肢をつけ、いずれかを丸で囲んでもらって医師の意見を確認するのもいいでしょう。

　なお、医師との面会手段のひとつに、受診時に同行する方法がありますが、医師によっては家族以外の同席を拒否することもあります。事前に病院に確認するか、利用者や家族を通じて尋ねておくと安心です。

> **Check チェック　医師への手紙の敬称はどうする？**
>
> 　医療の世界では、私たちが日頃使わないような敬称を使います。有名なところでは「御机下」「御侍史」などでしょうか。必ずしも付けなくてはならないという決まりはありませんが、宛先が「〇〇先生」だけではちょっと収まりが悪く、「様」を付けるのも変という場合は、2つのいずれかを付けておけば間違いない、というところでしょうか。

● 医師の作成した書類は宛先以外の人は開けない

　介護保険業務に携わる中で、ケアマネジャーは医師が作成する書類（訪問看護指示書、診療情報提供書、主治医意見書など）に触れる機会が多くあります。しかし、主治医意見書のように保険者に資料請求をして得られるもの以外は、原則として、ケアマネジャーが見たりコピーしたりできません。

　退院時にケアマネジャーがこれらの書類を預かることがありますが、たいていの場合きちんと封がしてあるはずです。何が書かれているか気になるでしょうが、ルールを守りましょう。

　また訪問看護ステーションに、訪問看護指示書の内容を尋ねることは構いませんが、コピーをお願いしても、もらえないはずです。

● 居宅療養管理指導料を取得しているか確認を

　訪問診療を行っている医師の多くが、居宅療養管理指導料を取得しています。居宅療養管理指導料は介護保険から支払われますが、ケアマネジャーが給付管理をしないので、把握できていないこともあります。可能な限り確認し、居宅療養管理指導をケアプランに載せます。

　居宅療養管理指導料を取得するとは、ケアマネジャーに利用者に関しての情報提供をしたり、介護に必要なアドバイスをしたりするということです。遠慮なくサービス担当者会議への参加をお願いしましょう。なお、直接の指示やアドバイスより、書面で利用者の情報共有をすることが一般的なようです。

45 生活保護と介護扶助

生活保護受給者が介護を必要とする高齢者の場合、介護保険サービス費用の自己負担分は、生活保護の介護扶助から支払われ、利用者は自己負担額を自身で支払う必要はありません。

ポイント ケースワーカーとの連携が必要です

　介護保険サービスを利用する場合、ケアマネジャーは福祉事務所のケースワーカーと連携を取る必要があります。

　連携の方法は、サービス担当者会議への出席を依頼したり（参加は義務ではありません）、ケアプランやサービス利用票を提出したりとさまざまです。

　特にケアプランやサービス利用票は、それをもとに役所から各サービス事業者へ「介護券」※を交付し、事業所はそれによりサービス料金を得ることになりますので、忘れてはなりません。

※ 介護券は毎月福祉事務所から、サービス提供事業者に送られるもので、ここに記載されている受給者番号により事業者はサービス利用料を請求します。介護券は居宅介護支援事業所にも送られますので、内容の確認とそれに基づく給付管理を行います。

● **介護保険の利用手続き（第1号被保険者の場合）**

　生活保護の受給者の過半数が、65歳以上の高齢者です。生活保護受給者の場合、第1号被保険者は一般の要介護認定を受けた人と、事務手続きではほとんど変わりません。

● **介護保険の利用手続き（第2号被保険者の場合）**

　第2号被保険者の場合、認定の更新手続きは介護保険課ではなく、社会福祉事務所に提出します。第2号被保険者

は、正確には介護保険の被保険者ではないためです。第2号被保険者の場合、介護にかかる費用の10割が介護保険ではなく、生活保護で賄われます。このような理由から、65歳未満の生活保護受給者が介護保険サービスを利用する場合は、「みなし2号」と呼ばれます。みなし2号の場合、介護保険証の最初の番号が「H」となっています。

● 65歳の誕生日は要チェック

みなし2号の人が65歳になると、保険証が切り替わり、第1号被保険者となります。介護認定期間の途中で切り替えとなり、被保険者番号も変わりますので、給付管理には注意が必要です。

● 医療機関にかかる前に医療券発行の手続きが必要

生活保護受給者は、「医療券」がないと受診できません。救急車で突発的に受診する場合を除き、あらかじめケースワーカーに相談し、どの医療機関にかかりたいかを伝え、その医療機関に医療券を発行してもらうという手続きを踏みます。これは薬局も同様です。

Check 生活保護申請の支援を行うこともある

ケアマネジャーは、利用者を支援する中で生活保護受給申請も支援することがあります。本人による申請が必要ですが、申請方法を調べたり、事前にケースワーカーに相談したりするなど、ケアマネジャーが関わることも多くあります。生活費に困る様子が見られた場合、相手のプライドを傷つけずに必要な情報を提供できるよう、知識を得ておきましょう。

ポイント 生活保護は世帯単位

個人ごとに利用対象となる介護保険と異なり、生活保護は世帯に対して支給されます。収入が国で定められた最低生活費に満たない場合、かつ預貯金や資産がないと認められた場合は、受給対象となります。

収入はなく、貯金が30万円ある場合は、貯金がなくなるタイミングまで申請を受け付けてもらえませんが、あらかじめ生活費に困ることが予測できた段階で福祉事務所に相談しておくと、実際の保護開始までがスムーズに進みます。

●生活保護費の種類と支給内容

種類	支給内容
生活扶助	日常生活に必要な費用（食費・被服費・光熱費等）
教育扶助	義務教育に必要な学用品費
住宅扶助	アパート等の家賃
医療扶助	医療サービスの費用（医療機関へ直接支払う）
介護扶助	介護サービスの費用（介護事業者へ直接支払う）
出産扶助	出産費用
生業扶助	就労に必要な技能修得等の費用
葬祭扶助	葬祭費用

介護保険料は生活扶助から、介護サービス利用料の1割負担分は介護扶助から給付されます。どちらも利用者を介さず、生活保護費から直接相手機関や事業所に支払われます。施設入所をしている場合の日常生活費は生活扶助から給付されますが、デイサービスを利用する際の食費は自己負担となりますので注意が必要です。

成年後見制度

認知症や精神障害などのため、判断能力が低下したり不足したりしている人を保護・支援する制度です。障害の程度により、後見、保佐、補助の支援方法があります。

ポイント まず地域包括支援センターに相談します

利用者自身が判断能力や記憶力などに衰えを感じて相談するよりは、ケアマネジャーなど介護に関わる人が、金銭管理の困難さや契約等に関するトラブル等をきっかけに相談することが多いようです。

地域包括支援センターには社会福祉士が配置されており、成年後見制度に関わっています。ケアマネジャーが成年後見制度そのものに精通している必要はありませんが、しくみやメリットは、簡単に説明できるようにしましょう。

役所の窓口や地域包括支援センターなどには、一般の人向けのパンフレット類が準備されていますので、自分の勉強用に1部頂いておくといいでしょう。

●法定後見制度での支援方法

種類	対象者	権限
後見	判断能力が全くない人	財産管理についての全般的な代理権・取消権（日常生活に関する行為を除く）
保佐	判断能力が著しく不十分な人	借金、訴訟、相続の承認・放棄、新築・改築・増築などの特定の事項に関する同意権・取消権（日常生活に関する行為を除く）申立てにより、家庭裁判所が審判で定める特定の法律行為についての代理権
補助	判断能力が不十分な人	申立てにより、家庭裁判所が審判で定める特定の法律行為についての同意権・取消権・代理権

● 成年後見の申し立て

　成年後見制度を利用するには、申し立てをする必要があり、申立人は本人や4親等以内の親族と決められています。多くの場合、本人が成年後見人の必要性を判断できる能力がなくなってから、周囲の支援でようやく成年後見制度の利用に結びつくので、本人が申請者というケースは多くありません。4親等以内の親族がいない場合は、市町村長による申し立てが可能です。

●申し立てから法定後見の開始まで

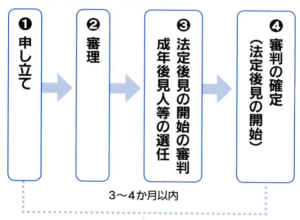

● 申し立てや制度の利用には費用がかかる

　申し立てをすると、まず事務手数料や鑑定料（本人の判断能力等を専門の医療機関で鑑定）などの費用がかかります。ケースバイケースですが、5～10万円かかると思っ

ておくといいでしょう。また後見人への報酬※は、毎月2〜3万円かかるのが一般的です。

※ 報酬額は家庭裁判所が決定します。

● 成年後見制度を活用するメリット

判断能力に欠ける利用者が、何らかのトラブル（高額の商品購入や自宅の工事の契約など）に巻き込まれた場合でも、成年後見人が契約自体を取り消すことができます。

判断能力や金銭管理に不安がある場合は、積極的に導入したい制度です。

● 成年後見人にできないこと

施設に入所するための契約の代行はできますが、病院に入院した際に、手術の同意書を書くことや身元保証人になることはできません。あらかじめ後見人の業務の範囲を把握し、後見人が行えない業務については、別の手立てを考えておく必要があります。

> **Check** 日常生活自立支援事業
>
> 本人の判断能力はさほど低下していないけれど、金銭管理や金融機関での手続きには支援が必要という状態の人には、日常生活自立支援事業を提案するといいでしょう。社会福祉協議会が、通帳の預かりや預金の出し入れ、介護サービスを使うための手続きの支援などを行います。費用は地域で異なりますが、1か月数千円程度のところが多いようです。社会福祉協議会に、この事業を説明する資料がありますので、1部手に入れて内容を確認しておきましょう。

47 利用者負担の軽減

介護サービスを利用すると、1割〜3割の自己負担が発生するほか、種類によっては食費や居住費なども必要です。ケアマネジャーは金銭的な負担軽減の施策を知って、アドバイスをしなくてはなりません。

● 特定入所者介護サービス費（補足給付）

特別養護老人ホームや介護老人保健施設にショートステイや施設入所をする場合、居住費や食費が収入や資産に応じて減免されるしくみです。特定入所者介護サービス費を利用するには、ショートステイや入所の前に、あらかじめ申請が必要です。

保険者に申請し、負担軽減の対象と認められると、負担限度額認定証という資格証が利用者に送られます。該当するサービスの利用前には、必ず提示しなければなりません。

認定証は毎年7月31日までの有効期限ですので、更新申請を忘れないようにしましょう。ほとんどの保険者では、一度負担限度額認定証を交付した利用者には、更新時期（6〜7月頃）になるとその旨を知らせる手紙を送りますので、申請しそこねることはあまりないはずです。

● 生活困難者等に対する利用者負担軽減事業

所得が低く生計を立てることが困難な人が、介護サービスを利用する場合の自己負担額の一部を助成する事業です。どの事業所でもこの助成の対象となるわけではなく、都道府県に軽減実施事業所として届け出を行った法人のみが対象ですので、事前に確認しておく必要があります。

負担軽減を受けるためには、保険者への申請をします。

> [対象者]
> 低所得で以下の要件を満たす人、または生活保護受給者
> ・住民税世帯非課税
> ・年間収入が基準額(150万円)以下※
> ・預貯金等が基準額(350万円)以下※
> ・日常生活に供する資産以外に活用できる資産がない
> ・親族等に扶養されていない
> ・介護保険料を滞納していない
>
> ※ 単身世帯の場合。世帯人数が増えると変わります

● 境界層措置

　生活保護の申請をして却下された場合や、生活保護が廃止となった場合にとられる措置です。介護保険サービスの負担を減免することで、生活保護の必要性がなくなる世帯が対象となります。具体的には以下の内容です。

> ・保険料の滞納があっても給付額を減額しない
> ・居住費の負担限度額をより低い段階にする
> ・食費の負担限度額をより低い段階にする
> ・高額介護サービス費の上限額を月24,600円または15,000円にする
> ・保険料段階をより低い段階にする

　申請には、福祉事務所で交付される境界層該当証明書と添付書を介護保険窓口に提出する必要があります。

● 高額介護サービス費

　世帯の収入に応じ、介護保険のサービス料の自己負担額の上限が定められており、上限を超えた負担額は還付されるしくみです。上限を超えた場合は、保険者から申請する

よう書類が本人に送られますので、手続きしましょう。

　一度手続しておけば、その後は上限を超えると自動的に指定口座に還付金が振り込まれます。

　なお、ここでいう自己負担額には、デイサービスやショートステイの食費や居住費および、区分支給限度基準額を超えた自己負担額（10割負担）は含まれません。

●介護サービスの自己負担限度額

区分		負担の上限（月額）
現役並み所得者のいる世帯		44,400円（世帯）
市区町村民税を課税されている人がいる世帯		44,400円（世帯）
市区町村民税の非課税世帯		24,600円（世帯）
	合計所得＋課税年金80万以下／老齢福祉年金受給者	24,600円（世帯）
		15,000円（個人）
生活保護受給者など		15,000円（個人）

● **高額介護合算療養費**

　同じ医療保険に加入している世帯で、1年間の医療費の自己負担額と介護保険の自己負担額との合計が、自己負担限度額を超えた場合に還付されるしくみです。高額介護サービス費と同様に、該当者には保険者から申請書類が送付されます。

● 高額介護合算療養費の自己負担限度額

※ 同じ世帯でも、加入している健康保険が異なる場合は合算できません。

	75歳以上のみの世帯	70歳～74歳の人がいる世帯	70歳未満がいる世帯
	後期高齢者医療＋介護保険の合計額	国保・健康保険など＋介護保険の合計額	国保・健康保険など＋介護保険の合計額
標準報酬月額83万円以上	67万円	67万円	212万円
標準報酬月額53万～79万円	67万円	67万円	141万円
標準報酬月額28万～50万円	56万円	56万円	67万円
標準報酬月額26万円以下	56万円	56万円	60万円
低所得者2	31万円	31万円	34万円
低所得者1	19万円	19万円	34万円

※ 低所得者の1は70歳以上で世帯全員が市区町村民税非課税の人など。2は70歳以上で世帯全員が市区町村民税非課税で所得が一定基準（年金収入80万円以下等）を満たす人など。

● その他保険者独自のサービス

　一般的に上乗せサービスと呼ばれるものがあります。自己負担限度額を超えてサービスを利用する場合、そのサービス費を保険者が独自サービスとして提供するもので、事前の申請が必要です。上乗せサービスは、保険者により異なりますので、各保険者の情報を収集しておきましょう。

48 クレーム対応、よくあるトラブル

一生懸命仕事に取り組んでいても、残念ながらクレームを言われることや、時には担当者交代を求められることがあります。

ポイント クレームは千差万別です

クレームはないに越したことはありませんが、実際にクレームがついたときにどう対処するのかが、大事なポイントです。ケアマネジャーの仕事には、さまざまな知識や経験が求められますが、クレームの多くは、知識経験の不足についてではないのです。

● 基本的なマナーが身についていないことへの苦情

- 頼んだことをやってくれない（または遅い）
  資料を頼んだり、サービスの手配を頼んだりしたのに、何日たってもケアマネジャーから返事がない。
- 話を聞いてくれない
  定期訪問でケアマネジャーが訪ねてきたが、書類の話だけで、利用者の話（相談）を聞いてくれない。
- 時間にルーズ
  定期訪問の時間や日にちを間違えたり遅れたりする。

意外に多いのがこの手のクレームです。これらは、ケアマネジャーとしてというより、人としての誠実さや基本的なマナーなどのレベルです。利用者の立場になって考えてみれば簡単にわかることばかりではないでしょうか。

もし、頼まれたことに時間がかかりそうだったり、すぐに対応できない場合は、途中経過を連絡したり、最初にどのぐらいかかりそうか見通しを告げておくなどの配慮をす

れば、クレームを回避できます。

ケアマネジャーにとってはたくさんいる利用者のひとりだから、その人ばかり優先できないという事情はあるでしょうが、待っている利用者は、「私(だけ)の」ケアマネジャーと思っているかもしれないことを念頭に置きましょう。

● 説明のしかたや情報提供への苦情

- ケアマネジャーが何を言っているのかわからない
- サービスの提案をしてくれない
- いろいろな情報を教えてくれない

これらは知識や経験によるところもあるでしょう。

何を言っているのかわからないというのは、利用者側の理解力の問題もあるかもしれませんが、ケアマネジャー自身が制度やしくみを理解して、わかりやすい言葉で説明をする訓練をしなくてはならないということでもあります。

サービスの提案、情報提供などは経験がものをいいますが、日頃から地域の資源や介護保険外サービスの情報を調べておく努力は欠かせません。もし即答ができなくても「調べてご連絡します」と、誠実に対応すれば済むことです。

● サービス事業者や保険者への苦情

- サービス内容や事故などサービス事業者への苦情
- 介護認定結果や手続き等に関して保険者への苦情

これらはケアマネジャーに対するクレームではありませんが、まったく関わらないわけにもいきません。

サービス事業者への苦情の場合、利用者に肩入れしすぎ

ることのないよう、冷静に対応しましょう。まず両者の話を聞くところから始めます。案外、単純な思い込みや説明不足、理解不足のことも多いものです。両者の調整もケアマネジャーの業務といえるでしょう。

介護認定の結果や、介護保険そのもの等への苦情は、ケアマネジャーが直接対応せず、保険者やしかるべき機関にお任せするようにします。

ポイント クレームへの対処方法を知っておきましょう

クレームは、例を挙げるときがないほどさまざまあります。クレームがないに越したことはありませんが、発生したときの対処方法は知っておく必要があります。

● ひとりで抱え込まない

まず、管理者に報告しましょう。次に管理者の判断で、法人内の上層部や保険者その他の関連機関への相談や報告※をします。

※ 内容によっては事故報告として、定められた書式での報告をする必要があります。

● 先手必勝

関係機関への相談は、できるだけ早くします。

事業所から報告しておいたほうが、利用者等からのクレームが先に保険者や地域包括支援センターに入るより、ずっと印象はいいはずです。自発的に相談しておいたほうが、初期の対応についてもサポートを得られます。

● 記録を取っておく

　支援経過記録のほか、事業所で定められた書式がある場合には、時系列で苦情内容を記録しておきます。関係機関に協力を求めたり、法人として対応したりする場合にも、この記録が大事なベースになります。

● 担当者の交代、事業所変更

　ケースによっては担当ケアマネジャーの交代や、事業所の変更をすることもあります。

　もちろん最初に担当したケアマネジャーが継続できればそれに越したことはないでしょうが、担当者が変わることで支援がスムーズにいくこともあるので、ケースによっては解決策のひとつと考えてもいいでしょう。

> **Check チェック　預金の引き出しなどを頼まれても**
>
> 　ケアマネジャーやヘルパーには、利用者から預金の引き出しを頼まれることがよくあります。「自転車ですぐだから」「買い物サービスのついでだから」と安請け合いしてはいけません。このような依頼があった場合は、本人を金融機関に連れて行く方法や後見制度などを検討しましょう。

ケアマネの セルフマネージメント

ケアマネジャーの仕事は常に人と関わりをもちますので、神経を使ったり、ストレスを感じたりすることが多いのではないでしょうか。

> **ポイント** 燃え尽きないで仕事をする術(すべ)を見つけましょう

まじめで仕事熱心な人ほど公私の区別なく利用者に関わろうとして「休みの日も仕事が頭から離れない」ことがあるようです。対人援助職のプロとして、燃え尽きてしまうことのないよう、仕事をする方法を見つけましょう。

● ケアマネジャー以外の支援者を探す

独居で親類縁者がいない場合、ケアマネジャー自身がその人の生活全般を支援する関わり方になることがあります。

利用者にとっては何でも相談できて、何でも手伝ってくれるありがたい存在かもしれませんが、本来のケアマネジャーの業務範囲を超えていますし、そのケアマネジャーがいなければ生活が回らないことにもなってしまいます。

よくある例が、「ヘルパーさんには頼めないから」と、生活費の引き出しや受診の付き添いをケアマネジャーが行うことです。状況を知るために一度付き添うことはあっても、それが常態化することは避けましょう。すみやかに何らかのサービスや支援者につなげることが必要です。そうでないと、ケアマネジャーはおちおち休みも取れず、何か困りごとがあるたびに駆けつけることになります。

● ひとりで抱え込まない

「私のケースだから」とすべてをひとりで対応しなくて

いいのです。時には他の人の視点や意見をもらうことで、物事がスムーズにいくこともあります。

担当しているケースについて事業所内で話し合う場があれば、そこで相談してもいいでしょうし、事例検討やスーパービジョン、地域ケア会議などで自分の担当ケースを取り上げてもらうのも有効です。

ケアマネジャーは担当制ですが、事業所内の「チーム」で関わることもあります。対応が難しい、ひとりでの対処が負担なケースは、他の人の協力を得ましょう。

● オンとオフをうまく切り替えよう

一生懸命勉強して資格を取り、念願のケアマネジャーになっても、精神的な負担が理由で仕事をやめてしまう人がいます。まじめで利用者思いの人に、その傾向が強いようです。話を聞くと、共通しているのが、「家に帰っても仕事のこと（利用者のこと）が頭から離れない」「休みの日も利用者がどうなったかが気になる」「書類がたまってしまっていることが気がかり」などのことです。

日中は一生懸命仕事をし、一歩会社を出たら仕事のことは忘れて気持ちを切り替えるよう、意識してメリハリをつけるようにしましょう。

帰宅前にコーヒーショップに寄って気持ちをリセットする、スポーツクラブに行くなど、積極的にオンとオフを切り替えているケアマネジャーもいますし、職場を出たらすぐに、夕食を何にしようとか子供が待っているなど、自動でモードが切り替わる人もいるようです。

自分のタイプを知って、上手に仕事やストレスと付き合い、ケアマネジャーの仕事を楽しんで長く続けられるようにしましょう。

50 困ったときの相談先

介護保険について一生懸命勉強して知識をもっていても、実際に仕事についてみるとわからないことだらけでしょう。そんなとき、どこに相談すればいいかを知っておけば、安心して仕事ができますね。

● 職場の管理者や主任ケアマネジャー

ケアマネジャーとしての経験を長く積んでいる人たちに、まずは相談してみましょう。基本的なことはもとより、地域独自のルールや手順、書式やサービス事業所の情報まで、さまざまなことを教えてくれるはずです。

● 保険者

介護保険のルールやテキストに載っていないようなことに直面することも多くあるでしょう。最終的には保険者の判断により、介護保険で給付できるか否かが決まります。判断に迷ったとき、厚労省の資料（Q&Aなど）でも回答を見つけられないときには、保険者に相談します。

とはいっても、わからないことをすべて聞くべきではありません。まず事業所内で聞いてみて、その結果、相談が必要となった場合に初めて尋ねるようにします。一職員が直接、保険者に相談することで、管理者が教育指導をしていないと見なされてしまうこともあります。

● 地域包括支援センター

地域包括支援センターには、介護保険の利用方法についてというよりは、虐待や困難ケース、ケアマネだけでは対応が難しいケースなどの相談をすることが多いでしょう。

地域包括支援センターには、地域のケアマネジャーの支援という業務もありますので、一緒に考えてくれたり、時には一緒に利用者を訪問してくれたりします。

● **各種関係機関**

病気のことなら主治医に聞く、生計のことなら保険者や福祉事務所に相談する、利用者本人や家族の精神疾患に関わることなら保健所に相談する、認知症に関わることなら認知症疾患医療センターに、というようにさまざまな関係機関があります。

保険者のホームページや一般市民向けの冊子などにも、相談機関の情報がわかりやすく載っています。ぜひ手に入れておきましょう。

資　料

**指定居宅介護支援等の事業の人員及び
運営に関する基準**（抜粋）※

※（平成11年3月31日厚生省令第38号）最終改正：令和6年1月25日
　厚生労働省令第16号より抜粋

● （提供拒否の禁止）
第5条　指定居宅介護支援事業者は、正当な理由なく指定居宅介護支援の提供を拒んではならない。

● （受給資格等の確認）
第7条　指定居宅介護支援事業者は、指定居宅介護支援の提供を求められた場合には、その者の提示する被保険者証によって、被保険者資格、要介護認定の有無及び要介護認定の有効期間を確かめるものとする。

● （要介護認定の申請に係る援助）
第8条　指定居宅介護支援事業者は、被保険者の要介護認定に係る申請について、利用申込者の意思を踏まえ、必要な協力を行わなければならない。

● （指定居宅介護支援の具体的取扱方針）
第13条
四　介護支援専門員は、居宅サービス計画の作成に当たっては、利用者の日常生活全般を支援する観点から、介護給付等対象サービス（法第24条第2項に規定する介護給付等対象サービスをいう。以下同じ。）以外の保健医療サービス又は福祉サービス、当該地域の住民による自発的な活動によるサービス等の利用も含めて居宅サービス計画上に位置付けるよう努めなければならない。

七　介護支援専門員は、前号に規定する解決すべき課題の把握（以下「アセスメント」という。）に当たっては、利用者の居宅を訪問し、利用者及びその家族に面接して行わなければならない。この場合において、介護支援専門員は、面接の趣旨を利用者及びその家族に対して十分に説明し、理解を得なければならない。

九　介護支援専門員は、サービス担当者会議（介護支援専門員が居宅サービス計画の作成のために、利用者及びその家族の参加を基本としつつ、居宅サービス計画の原案に位置付けた指定居宅サービス等の担当者（以下この条において「担当者」という。）を召集して行う会議をいう。以下同じ。）の開催により、利用者の状況等に関する情報を担当者と共有するとともに、当該居宅サービス計画の原案の内容について、担当者から、専門的な見地からの意見を求めるものとする。ただし、やむを得ない理由がある場合については、担当者に対する照会等により意見を求めることができるものとする。

十一　介護支援専門員は、居宅サービス計画を作成した際には、当該居宅サービス計画を利用者及び担当者に交付しなければならない。

十二　介護支援専門員は、居宅サービス計画に位置付けた指定居宅サービス事業者等に対して、訪問介護計画（指定居宅サービス等の事業の人員、設備及び運営に関する基準（平成11年厚生省令第37号。以下「指定居宅サービス等基準」という。）第24条第一項に規定する訪問介護計画をいう。）等指定居宅サービス等基準において位置付けられ

ている計画の提出を求めるものとする。

十三　介護支援専門員は、居宅サービス計画の作成後、居宅サービス計画の実施状況の把握（利用者についての継続的なアセスメントを含む。）を行い、必要に応じて居宅サービス計画の変更、指定居宅サービス事業者等との連絡調整その他の便宜の提供を行うものとする。

十四　介護支援専門員は、前号に規定する実施状況の把握（以下「モニタリング」という。）に当たっては、利用者及びその家族、指定居宅サービス事業者等との連絡を継続的に行うこととし、特段の事情のない限り、次に定めるところにより行わなければならない。
イ　少なくとも一月に一回、利用者の居宅を訪問し、利用者に面接すること。
ロ　（中略）テレビ電話装置等を活用して、利用者に面接することができるものとする。
ハ　少なくとも一月に一回、モニタリングの結果を記録すること。

十五　介護支援専門員は、次に掲げる場合においては、サービス担当者会議の開催により、居宅サービス計画の変更の必要性について、担当者から、専門的な見地からの意見を求めるものとする。ただし、やむを得ない理由がある場合については、担当者に対する照会等により意見を求めることができるものとする。
イ　要介護認定を受けている利用者が法第28条第二項に規定する要介護更新認定を受けた場合
ロ　要介護認定を受けている利用者が法第29条第一項に

規定する要介護状態区分の変更の認定を受けた場合

十九　介護支援専門員は、利用者が訪問看護、通所リハビリテーション等の医療サービスの利用を希望している場合その他必要な場合には、利用者の同意を得て主治の医師又は歯科医師（以下「主治の医師等」という。）の意見を求めなければならない。

二十　介護支援専門員は、居宅サービス計画に訪問看護、通所リハビリテーション等の医療サービスを位置付ける場合にあっては、当該医療サービスに係る主治の医師等の指示がある場合に限りこれを行うものとし、医療サービス以外の指定居宅サービス等を位置付ける場合にあっては、当該指定居宅サービス等に係る主治の医師等の医学的観点からの留意事項が示されているときは、当該留意点を尊重してこれを行うものとする。

二十一　介護支援専門員は、居宅サービス計画に短期入所生活介護又は短期入所療養介護を位置付ける場合にあっては、利用者の居宅における自立した日常生活の維持に十分に留意するものとし、利用者の心身の状況等を勘案して特に必要と認められる場合を除き、短期入所生活介護及び短期入所療養介護を利用する日数が要介護認定の有効期間のおおむね半数を超えないようにしなければならない。

二十二　介護支援専門員は、居宅サービス計画に福祉用具貸与を位置付ける場合にあっては、その利用の妥当性を検討し、当該計画に福祉用具貸与が必要な理由を記載するとともに、必要に応じて随時サービス担当者会議を開催し、

継続して福祉用具貸与を受ける必要性について検証をした上で、継続して福祉用具貸与を受ける必要がある場合にはその理由を居宅サービス計画に記載しなければならない。

二十三　介護支援専門員は、居宅サービス計画に特定福祉用具販売を位置付ける場合にあっては、その利用の妥当性を検討し、当該計画に特定福祉用具販売が必要な理由を記載しなければならない。

● (利用者に対する居宅サービス計画等の書類の交付)
第15条　指定居宅介護支援事業者は、利用者が他の居宅介護支援事業者の利用を希望する場合、要介護認定を受けている利用者が要支援認定を受けた場合その他利用者からの申出があった場合には、当該利用者に対し、直近の居宅サービス計画及びその実施状況に関する書類を交付しなければならない。

● (秘密保持)
第23条　指定居宅介護支援事業所の介護支援専門員その他の従業者は、正当な理由がなく、その業務上知り得た利用者又はその家族の秘密を漏らしてはならない。
２　指定居宅介護支援事業者は、介護支援専門員その他の従業者であった者が、正当な理由がなく、その業務上知り得た利用者又はその家族の秘密を漏らすことのないよう、必要な措置を講じなければならない。
３　指定居宅介護支援事業者は、サービス担当者会議等において、利用者の個人情報を用いる場合は利用者の同意を、利用者の家族の個人情報を用いる場合は当該家族の同意を、あらかじめ文書により得ておかなければならない。

索　引

英数字

- 10割負担 ……………………………… 192
- 24時間ルール ………………………… 117
- 2時間ルール ………………………… 104
- ADL ……………………………… 61, 77
- IADL …………………………… 72, 77

あ

- アセスメント ………………… 21, 28
  - ── 要望に添えない場合 … 67
  - ── 情報収集のコツ ………… 58
  - ── 話の聞き方 ……………… 65
  - ── 病院で行う場合 … 52, 82
  - ── 福祉用具 ………………… 203
- アセスメント23項目 …… 57, 72
- 医師 …………………………………… 228
- 委託契約 …………………………… 211
- 医療機関との連絡・調整 …… 226
- 医療券 ……………………………… 231
- 医療情報 ……………………………… 39
- 医療費控除の対象サービス … 193
- 医療保険 ……………………………… 74
- インテーク …………………………… 28
- インフォーマルサービス ……… 154
- 上乗せサービス …………… 153, 239
- 運営基準 …………………………… 200
- 運営基準減算 ……………………… 197
- お泊りデイ …………………………… 125
- おむつ支給 ………………………… 152

か

- 介護券 ……………………………… 230
- 介護サービス情報 ………………… 23
- 介護支援専門員証 ………………… 43
- 介護タクシー ……………………… 106
- 介護扶助 …………………………… 230
- 介護保険外サービス ……… 43, 152
- 介護保険証 …………………………… 38
- 介護保険証預かり証 ……… 43, 74
- 介護保険負担限度額認定証 … 74
  - ── 更新手続き ……………… 22
- 介護保険負担割合証 …… 38, 74
  - ── 確認 ………………………… 22
- 介護予防・日常生活
  支援総合事業 ………… 153, 212
- 介護予防ケアプラン ………… 210
- 介護予防ケアマネジメント …… 212
- 介護予防サービス計画 ……… 210
- 買い物同行 ………………………… 111
- 外来リハビリ ……………………… 159
- 課題 …………………………………… 58
- 課題分析標準項目23項目 …… 57
- 看護師 ……………………………… 226
- 看護小規模多機能型居宅介護 … 150
  - ── 食費と居住費 ………… 151
- 看護小規模多機能型
  居宅介護事業所連携加算 … 221
- キーパーソン ……………………… 34
- 基本チェックリスト …………… 212
- 救急車への同乗 ………………… 224
- 給付管理 ……………………… 211, 214
- 給付限度額 ………………………… 192
- 境界層措置 ………………………… 237
- 居宅介護支援費 ………………… 154
- 居宅サービス計画作成依頼
  （変更）届出書 ……… 42, 49
- 居宅サービス計画書(第１表) …… 98
- 居宅サービス計画書(第２表) … 100
- 居宅療養管理指導(料) … 158, 229
- 緊急時等居宅
  カンファレンス加算 ……… 221
- 緊急ショート …………………… 133
- 緊急通報システム ……………… 152
- 区分支給限度基準額 …………… 76
- 区分変更申請 ………… 20, 66, 203
- クレーム …………………………… 240
- ケースワーカー ………………… 230
- ケアプラン ……………………… 13, 55
  - ── 決定 ………………… 29, 184
  - ── 原案作成 ………… 28, 96
  - ── 交付 ……………………… 186
  - ── 再作成 ………… 177, 201
  - ── 同意と承認 …………… 184
- ケアプラン原案 …………………… 98
- ケアプラン本案 ………………… 185
- 計画作成責任者 ………………… 149
- 軽度者レンタル ………………… 139
- 契約書 ………………………… 42, 46
- 限度額オーバー …………… 194, 217
- 高額介護合算療養費 ………… 238

253

高額介護サービス費	237
更新研修	23
国保連（国民健康保険団体連合会）	214
個人情報使用同意書	42, 46
個別サービス計画書	177, 195
コンプライアンス	16

さ

サービス開始	29, 195
サービス契約	186
サービスコード表	44
サービス事業所	
── 選び方	155
── 手配	97
サービス担当者会議	28
── 会議録	176
── 開催しなくてよい場合	169
── 照会	166
── 招集	164
── 進行	170
── デイサービスで行う場合	126, 167
── 福祉用具	176
サービス担当者会議の要点（第4表）	178
サービス付き高齢者向け住宅	147
サービス提供票	192
サービス利用票（別表）	188, 190
サービスを位置付ける	84
再アセスメント	29, 202
在宅での看取り	117, 118
作成日	184
暫定プラン	160
支援経過記録	48, 50
支援の終結	29, 206
事業者との契約	29
事業所変更	243
市区町村独自サービス	152
実地指導	200
自費サービス	154
自費レンタル	139
週間サービス計画表（第3表）	73, 102
住所地特例	148
住宅改修	142
── 現地調査	144

重要事項説明書	42, 46
主治医意見書	42, 92
受領委任払い	145
手段的日常生活動作	77
主任介護支援専門員	219
照会	166
障害高齢者の日常生活自立度	75
償還払い	140, 145
小規模多機能型居宅介護	150
── 食費と居住費	151
小規模多機能型居宅介護事業所連携加算	151, 221
ショートステイ	127
── 食費と部屋代	131
── 予約	20, 128
初回加算	195, 219
初回訪問	36
処遇改善加算	112
書類の保管期間	208
自立支援	77
自立支援のための身体介護	112
申請代行	223
身体介護	66, 111
身体障害者手帳	38, 74
生活援助	109, 111
生活援助中心の算定理由	98
生活困窮者等に対する利用者負担軽減事業	236
生活保護	74, 230
生活リズム	96, 157
成年後見制度	233
セルフマネージメント	244
総合事業	153, 212

た

退院支援看護師	52, 168
退院時加算	220
退院前カンファレンス	82, 168
代替プラン	111
単位数単価	192
短期入所生活介護	127
短期入所療養介護	128
短期目標	100
担当者の交代	243
地域包括支援センター	32, 51, 211, 233, 246

項目	ページ
地域密着型サービス	126
長期目標	100
通院等乗降介助	106
通所介護	120
通所リハビリテーション	123
定期巡回・随時対応型訪問介護看護	146
デイケア	120, 123
デイサービス	120
── 食費	122
デマンド	71
同意日	184
特定事業所加算	112, 219
特定事業所集中減算	22, 156, 221
特定疾患	159
特定入所者介護サービス費	132, 236
特定福祉用具販売	140
特別訪問看護指示書	159

な

項目	ページ
ニーズ	58, 71
日常生活自立支援事業	235
日常生活動作	61, 77
入院時情報連携加算	220
入浴介助	110
認知症疾患医療センター	247
認知症対応型通所介護	126
認知症である高齢者の日常生活自立度	75
認定情報	92
認定情報提供申請書	42, 49
認定申請書類	42
認定調査	42, 204, 223
認定有効期間	76

は

項目	ページ
配食サービス	152
バイタルチェック	178
被爆者手帳	74
日割り計算	148
福祉事務所	230
福祉用具専門相談員	137, 155
福祉用具貸与(レンタル)	136
返戻	217
包括払い	148
訪問介護	104
訪問看護	113
訪問看護指示書	118
訪問看護ステーション	115, 148
訪問診療	158
訪問入浴介護	134
法令遵守	16
ホームヘルプ	104
補足給付	132, 236

ま・や・ら・わ

項目	ページ
みなし2号	231
メディカルソーシャルワーカー	32, 52, 168
モニタリング	29, 196
── ケアプラン再作成	201
── タイミング	200
── 福祉用具	203
モニタリングシート	198
問題行動	80
夜間対応型訪問介護	146
要介護認定	33
要支援者のケアプラン	210
リハビリ	123
利用限度額	192
例外給付	139
老企第36号第2の9(2)	139
老計第10号	112

■ 著者略歴

杉山 想子(すぎやま そうこ)

日本女子大学人間社会学部社会福祉学科卒業。1995年株式会社やさしい手入社。2002年よりケアマネジャーとして業務につく傍ら、地域連絡会幹事や講演会の企画運営に携わる。2014年より同社介護支援事業部長。主任介護支援専門員、社会福祉士。著書に『見てわかる介護保険&サービス ——上手な使い方教えます』(共著、技術評論社)がある。

- 表紙デザイン ………………… 釣巻デザイン室
- 表紙イラスト ………………… 加藤マカロン
- 本文デザイン/レイアウト … 田中 望
- 本文イラスト ………………… 安藤しげみ

【ポケット介護】困ったときの新人ケアマネ虎の巻
～対応のポイントがすぐわかる

2017年 4月25日 初版 第1刷発行
2025年 1月23日 初版 第3刷発行

著 者 杉山想子
発行者 片岡 巌
発行所 株式会社 技術評論社
　　　 東京都新宿区市谷左内町21-13
　　　 電話 03-3513-6150 販売促進部
　　　　　 03-3267-2272 書籍編集部
印刷/製本 昭和情報プロセス株式会社

定価は表紙に表示してあります。

本書の一部または全部を著作権法の定める範囲を越え、無断で複写、複製、転載、あるいはファイルに落とすことを禁じます。

©2017 杉山想子

造本には細心の注意を払っておりますが、万一、乱丁(ページの乱れ)や落丁(ページの抜け)がございましたら、小社販売促進部までお送りください。送料小社負担にてお取り替えいたします。

ISBN978-4-7741-8849-2　C2047
Printed in Japan

本書の内容に関するご質問はFAXまたは書面にてお送りください。弊社ホームページからメールでお問い合わせいただくこともできます。

【書面の宛先】
〒162-0846
東京都新宿区市谷左内町21-13
株式会社技術評論社　書籍編集部
『【ポケット介護】困ったときの
　新人ケアマネ虎の巻』係

【FAX】03-3513-6183

【URL】https://gihyo.jp/book